• *Colección Cien x 100 — 19* •

100 palabras esenciales para tu embarazo

Todo lo que debes saber sobre la gestación, el parto y el posparto

José Luis Serrano
Pere Trilla

ediciones
Lectio

Primera edición: enero de 2016

© José Luis Serrano y Pere Trilla

© de la edición:
9 Grupo Editorial
Lectio Ediciones
C/ Muntaner, 200, ático 8ª – 08036 Barcelona
Tel. 977 60 25 91 – 93 363 08 23
lectio@lectio.es
www.lectio.es

Diseño y composición: Imatge-9, SL

Impresión: Romanyà-Valls, SA

ISBN: 978-84-16012-52-7

DL T 6-2016

ÍNDICE

Parto

Posparto

PRÓLOGO

Un día, cenando con una joven pareja que hacía seis meses que habían tenido su primer hijo, de hecho, ésa era la primera noche que se "atrevían" a salir de casa, la primera noche en pareja tras el parto, pues ese día, cenando con ellos, como decía, comentaban las vicisitudes propias de todos los nuevos padres, los cambios en su vida, y cómo por primera vez se enfrentaban a cuestiones que nunca antes se habían planteado como pareja y que en ocasiones podían provocar desavenencias (¿pecho o biberón?, ¿lo llevamos a la guardería a partir del cuarto mes o lo criamos en casa hasta el primer o segundo año?, ¿que llore por las noches hasta que se canse o acudimos siempre que nos solicite?, ¿que duerma en su habitación o hacemos colecho?, y un extenso etcétera que ya vislumbraban que seguiría creciendo a lo largo de la vida al mismo ritmo en que lo haría su hijo). Todas estas cuestiones resultan muy interesantes porque hacen que tanto a nivel individual como colectivo (como pareja, se entiende) nos planteemos cómo queremos educar a nuestro hijo, enfrentando y enriqueciendo nuestras opiniones con las de la pareja, y decidiendo juntos.

Sin embargo, la verdad es que lo que más me sorprendió de aquella conversación fue la reflexión que hizo la madre camino de los postres. Decía que, en la actualidad, nadie que se quiera dedicar a la repostería puede ignorar el significado de la palabra *coulant*, o qué es una tarta Tatin, por ejemplo, y que sucede lo mismo con las personas que quieran "dedicarse" a tener un hijo. Como no la seguía, siguió explicando que durante todo el proceso del embarazo, del parto y del posparto le sorprendió mucho constatar que junto con la maternidad se entra también en una esfera llena de nuevas palabras. Palabras que apenas hacía un año no sabía ni que existían (algunas más técnicas, como *calostro*, *oxitocina* o *cólico*, y otras más cotidianas, como *maxicosi* o *sacaleches*) irrumpían y se instalaban en la vida de pareja como Pedro por su casa.

Cuento todo esto porque de esta conversación surgió la génesis de este libro, de la necesidad de contar a madres y padres el significado de estas palabras. Sin embargo, como vivimos en un mundo donde el acceso a la información es casi inmediato, pronto descartamos la idea de hacer un simple diccionario de términos, ya que si alguien quiere saber qué es el calostro, por ejemplo, lo busca en Internet y ya está. No, el libro debía ser más ambicioso, más rico. Fue entonces cuando se nos ocurrió estructurarlo del modo en que lo hallará el lector, explicando de forma cronológica las tres grandes etapas por las que se pasa al tener un bebé (embarazo, parto, posparto) a través de 100 palabras. Cada una de ellas contiene un breve definición, sí, pero la parte importante de cada una de ellas se centra en dar la información esencial, la que es imprescindible saber, trufada además con consejos y precauciones, para que los padres sepan a qué atenerse, qué esperar en cada momento.

Llevar una nueva vida a este mundo es un acto natural, animal se podría decir incluso, pues lleva haciéndose desde hace millones de años. Sin embargo, el hecho de que se trate de un acto "natural" ha llevado a error a muchas personas, pues creen que no hay que hacer ni saber casi nada al respecto porque la naturaleza ya se encargará de ello, o porque la madre (por ciencia infusa) ya sabrá qué hacer en todo momento. Craso error. Los padres, y en mayor medida si cabe las madres, deben estar muy bien informados de todos y cada uno de los pasos a seguir durante el proceso de gestación y nacimiento del bebé. Y también durante el posterior período de crianza y educación. Los humanos somos seres mucho más complejos que los animales, y quizá a una leona no le interesa mucho saber que debe complementar su dieta con la ingesta de ácido fólico, qué peligros conlleva su sobrepeso o de qué modo puede reducir los dolores de las contracciones, pero sin duda a las madres de hoy sí les importa, o debería, pues la salud de su hijo y la suya propia dependen en gran medida de ello. Y lo mismo puede decirse de la fase de amamantamiento: de nada sirve pensar en que es un acto natural, como una gacela alimentando a sus crías, porque no es lo mismo, ya lo hemos dicho, ni tampoco sirven los milenios de experiencia humana, pues para una madre primeriza dar el pecho es tan fácil o complejo como le podría resultar a una mujer egipcia en el 3000 a.C. A algunas madres les resulta muy fácil dar el pecho a sus hijos, y ahí no hay nada que decir, perfecto, pero a muchas otras el proceso les resulta un poco complicado, sobre todo al principio.

Digo todo esto porque es fundamental asesorarse e informarse debidamente en estas fases tan importantes de la vida como son la gestación, el parto y la posterior crianza de un hijo. Estar bien informado proporciona confianza en nuestra capacidad de resolver cualquier eventualidad que se produzca, y confianza a la vez en nuestra sabiduría instintiva, natural, y también en la del bebé, que demandará lo que necesite. Por tanto, hay que desperezarse y ponerse manos a la obra. ¡Informarse ante todo! Para que esta labor no sea tan ardua, para las poco amantes de la lectura, este libro os resultará ideal, pues podréis leerlo como si de un libro de relatos se tratara. Hoy una palabra, que se lee en 5 minutos, mañana otra, y así hasta 100. O sea que dedicándole 5 minutos al día os lo leeréis en ¡apenas tres meses! De este modo, si se empieza a leer al principio del embarazo ya se estará muy bien informada en los albores del segundo trimestre, cuando apenas se os empiece a notar la barriguita. Por otro lado, las devoradoras de libros os lo terminaréis en apenas una semana, pues su carácter ameno y su voluntad de ir al grano facilitan mucho su lectura.

Espero con todo el corazón que este libro os ayude a aclarar muchas dudas y os facilite las herramientas necesarias para afrontar de forma muy consciente la gestación, el parto y los posteriores cuidados de vuestro bebé. Y a todas las gestantes os deseo ¡que tengáis una hora muy corta!

JOSÉ LUIS SERRANO

EMBARAZO

01 / 100

PREDICTOR
(O TEST DE EMBARAZO)

Producto de venta en farmacias y en algunos supermercados que sirve para saber, a través de una muestra de orina, si una mujer está o no embarazada.

Todas las historias tienen un principio y, sin duda, muchas de las historias de los futuros bebés de este mundo se inician, en la actualidad, con un test de embarazo. A partir de ese momento, del primer positivo en el test, se conoce la existencia de una nueva vida.

Cuando una mujer se queda embarazada, los tejidos que formarán la placenta empiezan a producir, ya desde el primer momento, una hormona conocida como gonadotropina coriónica humana (GCH), una hormona que se elimina con la orina y que es precisamente la que detectan los tests de embarazo.

Hoy en día existe un gran abanico de marcas de tests de embarazo que presentan distintos diseños, pero su funcionamiento interno es siempre el mismo: hay que mojar con la orina la parte del test requerida para ello, esperar unos minutos, ver cómo aparece la marca de control (la que nos dice que el test funciona correctamente), y luego esperar a que aparezca la marca del positivo (normalmente si aparece la marca el resultado del test es positivo, hay embarazo, y si no aparece la marca el resultado es negativo).

Así, por ejemplo, en el mercado podemos encontrar los tests de embarazo de tira, sin duda los más económicos. Se trata de una tira reactiva de unos 4 mm de ancho y unos 15 cm de largo que debe sumergirse en la orina, previamente recogida en un recipiente, por el extremo indicado. En la misma tira aparece la marca de control (normalmente una línea que cruza el ancho) y luego la marca del positivo (una línea paralela a la marca de control).

El otro gran formato es el de tipo termómetro, un poco más caro que la tira. Su funcionamiento es el mismo que el de tira, con la salvedad de que hay algunos modelos que pueden mojarse con la orina directamente, sin que ésta tenga que pasar previamente por un receptáculo. Sin embargo, dentro de este formato, en los últimos años han aparecido los tests de embarazo digitales, que, además de su función básica, la de dictaminar si hay embarazo o no, son capaces de precisar en qué semana del embarazo se encuentra la futura madre.

Normalmente, casi todas las marcas proponen realizar el test a partir del primer día tras la primera falta (¡algunos incluso días antes!), pero, teniendo en cuenta que la cantidad de GCH se duplica cada 2 o 3 días, cuanto más se espere, más fiable será la prueba.

Es precisamente cuando la prueba se realiza demasiado pronto cuando se producen los falsos negativos: el cuerpo aún no ha producido suficiente GCH para que el test lo pueda detectar. Los falsos positivos, por su parte, pueden aparecer cuando se realiza la prueba pasada la fecha de caducidad del producto.

En todo caso, para evitar obtener un resultado engañoso es recomendable leerse bien las instrucciones de uso.

02 / 100

REPRODUCCIÓN ASISTIDA

Conjunto de técnicas y procesos de reproducción al servicio de aquellas mujeres o parejas que, de forma natural, no consiguen quedarse embarazadas.

El proceso menos complejo e invasivo dentro de la reproducción asistida son las RELACIONES PROGRAMADAS. Antes de dejar que sea el laboratorio quien realice la tarea de fecundación, se suele probar este tratamiento que aún deja la labor principal en manos de la pareja. Se trata de concentrar las relaciones sexuales en los días idóneos y administrar medicación estimulante de la ovulación. Para ello, y coincidiendo con el inicio de la menstruación, la mujer comenzará a tomar una medicación para que ese mes sus ovarios produzcan más óvulos maduros y de mayor calidad. A continuación se realiza una analítica y una serie de ecografías vaginales que ayudarán a determinar el día idóneo para que se produzca la ovulación. Una vez llegado ese día ideal, la mujer debe tomar unos medicamentos que se encargan de desencadenar la ovulación. Pasadas entre 24 y 48 horas de esta toma, la pareja debe mantener relaciones sexuales.

Las relaciones programadas se suelen recomendar a aquellas parejas jóvenes que no llevan más de dos años buscando un hijo, en los que la única causa de esterilidad conocida son trastornos de ovulación en la mujer, o bien que la esterilidad de algún miembro de esta pareja (o de los dos) sea de origen desconocido.

Si no se reúnen estas condiciones o si las relaciones programadas no han dado su fruto, se puede probar la INSEMINACIÓN ARTIFICIAL. Este proceso se basa en la colocación de una muestra de semen en el útero de la mujer (la muestra puede proceder de la pareja o de un donante). Una vez allí, los espermatozoides deberán trazar su propio camino hacia el óvulo e intentar insertarse.

Como se ve, en la inseminación artificial la fecundación se realiza de forma natural, ya que el espermatozoide va en busca de su óvulo. Lo único que se ha pretendido al introducir el semen en el tracto reproductor de la mujer es acortar la distancia entre espermatozoides y óvulos y facilitar su encuentro. Igualmente, para aumentar las posibilidades de éxito se suele estimular la producción de óvulos y se provoca artificialmente la ovulación. Como en el caso de las relaciones programadas, la inseminación se realiza 24 horas después de haber tomado las hormonas.

Mientras que en las relaciones programadas y en la inseminación artificial la fecundación se produce en el interior de la futura mamá, en la FECUNDACIÓN IN VITRO se realiza en el laboratorio. El proceso consiste en extraer ovocitos de la mujer (también se pueden utilizar óvulos de una donante) para fecundarlos con el semen de la pareja (o también de un donante). En la fecundación in vitro convencional los espermatozoides penetran en el ovocito mediante selección natural, pero otro modo es la microinyección intracitoplasmática de espermatozoides, donde previamente se seleccionan uno a uno los espermatozoides de mejor calidad que serán microinyectados en el interior de cada ovocito (un espermatozoide para cada ovocito).

Una vez conseguida la fecundación, durante 5 o 6 días el equipo médico estudia y valora los embriones que deberán transferirse a la futura madre. Pasado este tiempo, se seleccionan uno o dos embriones (el resto se congelan o, si presentan escasa vitalidad, se desechan) y se transfieren al útero de la mujer. Con un poco de suerte, el embrión se implantará con éxito y dará fruto a un precioso hijo (o dos).

03 / 100

MATRONA

Enfermera especializada en ginecología (ciencia que se ocupa de la biología de la mujer —su aparato genital, enfermedades, etc.—) y obstetricia (parte de la ginecología que se ocupa del embarazo, el parto y el puerperio) que realiza el seguimiento del embarazo y el posparto y asiste el parto.

Cuando una mujer se queda embarazada, inicia una aventura de nueve meses donde será atendida por un amplio abanico de personal sanitario.

Una de estas personas es la MATRONA, que se encarga del trato directo, más cercano, con la mujer. De hecho, su función se remonta a los inicios de la historia de la humanidad, puesto que siempre ha existido una mujer (raramente ha sido un hombre) que se ha encargado de ayudar a otra mujer a parir. Esta sabiduría ha ido pasando de generación en generación hasta la actualidad, donde tal sabiduría forma parte de una especialidad dentro de las Ciencias de la Salud, la de matrona, a la que se accede tras haber terminado la carrera de Enfermería.

Las matronas están preparadas, pues, para aconsejar, acompañar e incluso mimar a la madre durante el embarazo y el posparto, preocupándose por ejemplo por su bienestar emocional, ayudándole a elegir un buena dieta, dándole consejos sobre la lactancia, etc., creando, en definitiva, una proximidad afectiva con ella para que se sienta tanto atendida como comprendida.

También están capacitadas para dirigir íntegramente un parto, cuando éste sea de bajo riesgo (que son la mayoría de los casos). En general, la matrona apuesta por un parto no instrumentalizado y lo más natural posible, evitando mientras esté en su mano la intervención del obstetra, a quien tiene que consultar si se presenta cualquier señal de riesgo. Se ocupan asimismo del seguimiento de la madre en el posparto y de la lactancia en sus primeros tiempos. Otro de sus trabajos lo ejercen en los centros de planificación familiar.

El OBSTETRA, también llamado TOCÓLOGO, es el médico (o médica, ya que en la actualidad la mayoría de obstetras son mujeres) especializado en ginecología y obstetricia, y capacitado para afrontar cualquier aspecto médico o quirúrgico que pueda aparecer durante las etapas del embarazo, parto y posparto. Además, puede atender otras necesidades sanitarias de la mujer, como revisiones mamarias, citologías…, o afrontar temas como la esterilidad o la planificación familiar, entre otros.

Respecto al momento del parto, hay mujeres que junto a la matrona prefieren tener a su GINECÓLOGO o ginecóloga de siempre, ya que se sienten más cómodas. Sin embargo, esta posibilidad sólo es viable si dicho ginecólogo asiste partos (hay algunos que no lo hacen) y si se tiene previsto dar a luz en una clínica privada, ya que en la Seguridad Social española la atención al parto va a cargo del obstetra que esté de guardia en aquel momento.

Otros dos médicos que pueden estar presentes el día del parto, especialmente si hay complicaciones, son el NEONATÓLOGO, un pediatra especializado en la etapa neonatal (hasta que el bebé cumple sus primeros 28 días de vida), y el ANESTESISTA, encargado de la anestesia de la madre en caso de **cesárea**,* por ejemplo, o si ésta decide pedir la **epidural** en un parto vaginal.

* De aquí en adelante, las palabras marcadas en negrita significa que poseen una entrada propia.

04 / 100

DOULA

Una doula es una profesional que, más allá de su experiencia como madre (la mayoría lo son), se ha formado específicamente para compartir la experiencia del parto con la futura mamá (y su pareja), para acompañarla y asesorarla en todo momento. Las doulas ofrecen apoyo emocional y físico, resuelven dudas y ayudan a afrontar todos aquellos miedos que van surgiendo durante el embarazo, parto y posparto.

Si se desea contratar sus servicios, una práctica que cada vez se extiende más en España, es importante empezar a entrevistar a las posibles candidatas lo antes posible, luego ya se decidirá si se contrata para un mes, dos, sólo para el parto, etc. Lo principal ahora es conocer a distintas doulas para ver cuál se acerca más al modo de ser y de pensar de la pareja. Sin duda, contratar a una doula que reniega del uso de la **epidural**, por ejemplo, cuando la futura madre contempla la posibilidad de utilizarla, no favorecerá la buena sintonía. Indudablemente tiene que contratarse a alguien con quien se esté muy cómodo.

Si se contratan sus servicios al principio, la doula explicará muy bien todo el proceso del embarazo (los cambios físicos y psicológicos que irá sufriendo la madre, las pruebas médicas que habrá que hacer y para qué sirven, etc.), asesorará a la pareja sobre las distintas opciones de parto que tienen a su alcance, tanto a nivel público como privado, resolverá dudas, aportará soluciones, calmará miedos y colaborará activamente en la importante tarea de trazar el **plan de parto**. Entre otras muchas cosas…

Sin embargo, es en el parto donde más se valora su presencia. Siempre teniendo en cuenta la voluntad de la pareja, e independientemente de si se decide dar a luz en casa o en un hospital, la doula puede adquirir un amplio y variado abanico de responsabilidades. En todo momento, procurará mantener la calma y esforzarse para que todo el mundo haga lo mismo (especialmente si surgen complicaciones u opiniones encontradas con el personal sanitario); ayudará a crear un ambiente propicio al gusto de los padres (velas aromáticas, luz tenue, música relajante, etc.); propondrá técnicas de relajación y ejercicios para aliviar el dolor de las contracciones; realizará masajes; acompañará a la madre en los ejercicios de **respiración** durante las **contracciones**; sugerirá **posturas de parto**; y, específicamente si se pare en un hospital, también puede funcionar como enlace entre el cuerpo médico y los padres (traducir la jerga médica, ejercer de portavoz de la pareja ante el personal hospitalario, etc.). Sin duda, las cualidades de cada doula pueden ser muy distintas, de ahí la importancia de las entrevistas durante el embarazo.

Tras el parto, la doula puede seguir acompañando a la pareja en los primeros días de vida del bebé, especialmente tras abandonar el hospital, haciendo de madre para la madre. En esta nueva etapa, por ejemplo, puede ayudar a la madre a iniciar el proceso de la lactancia, transmitiéndole calma con su cordialidad y seguridad, y enseñándole **trucos y posturas para amamantar** (si decide dar el pecho), o mostrarle a la pareja cómo se cura el **cordón umbilical** o cómo se baña al bebé. De nuevo, el mosaico de enseñanzas, apoyo y ayudas es muy amplio.

Aunque evidentemente las doulas ofrecen un gran servicio (sobre todo) a las madres en un momento de gran vulnerabilidad emocional, no hay que temer que su presencia eclipse a la figura del padre (o de la pareja). Todo lo contrario, una buena doula favorecerá siempre la participación de la pareja, para que ésta se sienta protagonista junto a la madre en ese momento tan especial de su vida.

De momento, la estadística habla muy bien en su nombre. Según el libro *Mothering the Mother* (*Mimando a la madre*), de Marshall H. Klaus (*et al.*), más allá de los servicios y atenciones ya expuestos, la contratación de una doula proporciona en general las siguientes ventajas: 50% de reducción en cesáreas, un parto un 25% más corto, 60% menos de peticiones de epidural y un 40% menos en el uso de **fórceps**.

Para más información, se puede visitar la página www.doulas.com.

05 / 100

ECOGRAFÍA

Técnica de exploración mediante ultrasonidos (ondas sonoras de frecuencia superior a la capacidad de percepción del oído humano) a través de la cual se obtienen imágenes del interior del cuerpo, y que, en un embarazo, ayuda a determinar la edad gestacional o sirve para diagnosticar embarazos múltiples, posibles malformaciones, etc.

El protocolo de la Seguridad Social española establece tres ecografías durante el embarazo, una en cada trimestre, aunque evidentemente se realizan más si el cuerpo médico así lo precisa.

La PRIMERA ECOGRAFÍA se lleva a cabo por vía abdominal o, especialmente si se realiza muy pronto, por vía vaginal. En el primer caso se pasa un transductor sobre el abdomen de la madre, previamente untado con un gel que mejora la conducción de los ultrasonidos. En el segundo caso el transductor se inserta en la vagina.

La primera ecografía se realiza entre las semanas 11 y 13 y sirve para verificar el embarazo y saber si es simple o múltiple, para determinar las semanas de embarazo (una información esencial para poder establecer la fecha probable del parto), para descartar posibles problemas en los ovarios o el útero de la madre y, especialmente en la semana 12 de embarazo, para medir el pliegue nucal del feto, un marcador que está relacionado con el síndrome de Down (cuando este pliegue supera los 3 mm cabe la posibilidad de que el bebé desarrolle síndrome de Down, pero esta prueba —conocida como *translucencia nucal*— no es diagnóstica, y por tanto será preciso realizar otras pruebas más concluyentes, como una biopsia corial o una **amniocentesis**).

La SEGUNDA ECOGRAFÍA se realiza por vía abdominal entre las semanas 18 y 22 y sirve para cerciorarse del buen desarrollo de los órganos del feto, para realizar la biometría fetal (medición de la cabeza, el fémur y el abdomen), para evaluar que haya una adecuada cantidad de líquido amniótico y para controlar la correcta posición de la placenta en el útero. En general, se trata de una ecografía mucho más detallada que la primera y principalmente va dirigida a estudiar la anatomía del feto. En la mayoría de los casos es en esta ecografía donde los padres pueden conocer, si así lo desean, el sexo de su futuro bebé.

La TERCERA ECOGRAFÍA se realiza por vía abdominal entre las semanas 32 y 34 y sirve para comprobar la vitalidad, posición en el útero y peso del feto, y también para comprobar el nivel y estado del líquido amniótico.

En los centros médicos privados es posible que se realicen más ecografías, a veces incluso una al mes, pero en muchos casos son totalmente innecesarias.

Desde hace unos años, cada vez más centros hospitalarios pueden realizar ya ecografías tridimensionales estáticas (3D) y ecografías tridimensionales dinámicas (4D). Las primeras permiten ver al feto en las tres dimensiones espaciales, como si se hubiese metido una cámara en el útero; las segundas permiten ver al feto en tiempo real, de modo que se pueden apreciar sus gestos y movimientos con total claridad. Aunque estas dos técnicas ecográficas no aportan una mejoría clara respecto a la ecografía convencional (2D) y, por tanto, no suelen incluirse en el protocolo del embarazo, si se desea realizar una ecografía tridimensional primero habrá que asesorarse bien sobre en qué centro se puede realizar. Igualmente hay ciertos factores que pueden dificultar o impedir la realización de este tipo de ecografías, como por ejemplo una inadecuada posición del feto, o una madre con problemas de obesidad.

En todos los casos en los que la ecografía se realiza por vía abdominal (ya sea 2D, 3D o 4D) se recomienda siempre a la madre que unas horas antes haya bebido mucha agua. La finalidad es realizar la ecografía con la vejiga bien llena para que ésta empuje el útero fuera de la cavidad pélvica (allí los huesos interfieren con los ultrasonidos y dificultan la interpretación de la imagen). Desde esta nueva posición se consigue sin duda una mayor definición. La parte incómoda del proceso, claro, recae sobre la madre, que tendrá que aguantar entre 15 y 30 minutos con la vejiga llena sin poder ir a orinar.

06 / 100

EMBARAZO DE ALTO RIESGO

Embarazo en el que unos determinados factores (antecedentes sociales, médicos o reproductivos de la madre, o patologías del embarazo actual) hacen presuponer que existe un mayor riesgo de que se produzcan tanto complicaciones maternas como daños o alteraciones en el feto, o incluso su muerte.

Entre los ANTECEDENTES SOCIALES se encuentran: edad materna inferior a 16 años o superior a 35; hábitos tóxicos (alcoholismo, tabaco, otras drogas...); problemas sociales, o tener un oficio que comporte riesgo para el feto (si se está expuesta a productos químicos, por ejemplo, o en contacto diario con gente enferma, como en un hospital...).

Entre los ANTECEDENTES MÉDICOS que puedan afectar al embarazo están: patologías como hipertensión, cardiopatías, diabetes, obesidad, tromboembolia, enfermedades neurológicas, renales, psiquiátricas, hepáticas, autoinmunes, etc.

Entre los ANTECEDENTES REPRODUCTIVOS hallamos: pérdidas fetales en otros embarazos, malformación del útero, haber seguido un tratamiento contra la esterilidad durante al menos dos años, haber dado a luz anteriormente a un bebé con defectos congénitos, etc.

Entre las PATOLOGÍAS DEL EMBARAZO ACTUAL destacan: **diabetes gestacional**, **embarazo múltiple**, hipertensión asociada al embarazo, anemia importante, amenaza de **parto prematuro** (antes de finalizada la semana 37) o postérmino (después de 42 semanas de embarazo), isoinmunización Rh, etc.

Sin embargo, no hay que asustarse si en alguna de las consultas se informa a la madre de que su embarazo es de alto riesgo. Primero porque, como acabamos de ver, cualquier desviación de la norma entra dentro de esta categoría, ya sea que la madre tenga más de

35 años o que sufra una enfermedad neurológica. Puede verse, por tanto, que el abanico es muy amplio (no en vano se calcula que un 25% de los embarazos son diagnosticados como de alto riesgo). Y, en segundo lugar, esto sólo significa que se deberá pasar por unos controles médicos más específicos, centrados en la situación particular de cada caso. Evidentemente, no hay que restarle importancia, pero tampoco obsesionarse con que se está en una situación muy peligrosa.

Lo principal en estos casos es, sobre todo, estar bien informado para despejar dudas y alejar miedos infundados. Para ello está el tocólogo, o la **matrona**, aunque si el factor que provoca el alto riesgo es muy complejo puede requerir la consulta de equipos de tocólogos y neonatólogos formados en medicina perinatal.

La perinatología clínica surgió del trabajo conjunto de obstetras y pediatras para reducir al mínimo los riesgos del nacimiento, y se trata de la asistencia a la madre y el niño desde antes de la fecundación hasta los 28 días de vida. Si la situación lo requiere, se establecerá contacto con el genetista si se sospecha una enfermedad hereditaria, por ejemplo; con el endocrinólogo para el control de la diabetes y trastornos tiroideos; con el hematólogo en la enfermedad hemolítica por incompatibilidad de Rh, o con el cirujano pediátrico si existen alteraciones que requieran cirugía. Asimismo, la perinatología se ocupa de los aspectos éticos y legales de esta etapa, como la interrupción voluntaria del embarazo o la limitación del esfuerzo terapéutico.

07 / 100

AMNIOCENTESIS

Extracción de una muestra de líquido amniótico de la gestante mediante una punción abdominal con el fin de evaluar posibles anomalías fetales (en los embarazos de riesgo) debidas a la edad de la madre o por existir trastornos hereditarios familiares, genéticos, metabólicos, neurológicos, u otros. Esta técnica también es necesaria en otras circunstancias, como por ejemplo para comprobar la madurez pulmonar del feto si está indicado finalizar el embarazo antes de término.

Este procedimiento ha supuesto uno de los grandes avances en el diagnóstico fetal, ya que en el líquido amniótico que rodea al feto se encuentra información relacionada con su genética, su madurez, su estado, etc.

Durante el embarazo un médico puede recomendar realizar esta prueba ante distintas circunstancias. Como hemos dicho anteriormente, puede que en una **ecografía** se observe que el feto presenta un pliegue nucal más grueso de lo normal, o algunas malformaciones, y sea preciso realizar una amniocentesis para certificar o descartar la posibilidad de que el futuro bebé desarrolle síndrome de Down u otras enfermedades. También se puede recomendar esta prueba cuando la madre tiene más de 35 años, cuando ya se ha tenido otro hijo con enfermedades como el síndrome de Down o la fibrosis quística, por ejemplo, o incluso si existen antecedentes familiares con estas enfermedades. También si se sospecha una infección fetal por **toxoplasmosis**, o, en caso de enfermedad del Rh, en ocasiones se realiza la amniocentesis para medir el nivel de bilirrubina y determinar la gravedad de la afectación fetal.

La prueba se suele realizar entre las semanas 16 y 18 del embarazo (aunque si es preciso también se puede realizar algunas semanas antes y también algunas después), ya que a estas alturas el útero contiene suficiente líquido amniótico para poder realizar su extracción sin demasiados riesgos. Igualmente, en algunos casos también se realiza la amniocentesis en las últimas semanas del embarazo para evaluar la madurez fetal.

Para llevar a cabo la prueba se inserta una aguja desde la pared abdominal hasta llegar al útero y se extrae una pequeña cantidad de fluido del saco que rodea al feto. Previamente, y para que el médico no vaya a ciegas, se habrá realizado una ecografía para localizar perfectamente la placenta y el bebé y evitar dañarlos. Aunque la extracción en sí no dura más de unos 2 o 3 minutos, todo el procedimiento precisa un poco más de tiempo, alrededor de unos 30 o 40 minutos. Tras la prueba, la mayoría de médicos suelen recomendar a la madre 48 horas de reposo.

Aunque es una prueba segura, no está exenta de riesgos, entre los cuales está la posibilidad de lesionar el feto, la placenta o el cordón umbilical. Además, el problema de lesión se complica si la madre es Rh negativo y el feto Rh positivo, porque al mezclarse las sangres la madre puede producir anticuerpos anti-Rh que destruyan los glóbulos rojos de su bebé, causándole anemia mientras está en el útero. Para evitar este ataque, en el momento de la amniocentesis (o poco después) se le administrará a la madre una dosis de gamma globulina anti-Rh. También es posible que se produzcan infecciones, puesto que un organismo externo (la aguja) puede contaminar al organismo interno (el útero y, por tanto, el líquido amniótico). Finalmente, otros riesgos a tener en cuenta son la posibilidad de tener un aborto espontáneo (las estadísticas cifran la posibilidad entre el 0,5 y el 1%) o un **parto prematuro** (también por debajo del 1%) si la prueba se realiza de forma tardía.

En la actualidad, algunas clínicas privadas ofrecen un test no invasivo para la detección del síndrome de Down y otras alteraciones cromosómicas. Este test, que pretende sustituir la amniocentesis y la biopsia corial, requiere únicamente una extracción de sangre materna (una analítica común), por lo que se evitan los riesgos anteriormente mencionados.

08 / 100

EMBARAZO MÚLTIPLE

Embarazo de más de un feto. Puede tratarse de dos fetos (embarazo gemelar), de tres (trillizos), de cuatro (cuatrillizos), o más. En relación a la forma en que se originan, se dividen en dicigóticos (mellizos) y monocigóticos (gemelos idénticos).

La gestación de gemelos idénticos es poco frecuente. En este caso, un óvulo ya fecundado por un único espermatozoide, en la fase inicial (primeros días) se divide en dos grupos celulares iguales que se separan, dando lugar a dos embriones iguales, con la misma carga genética. Pueden compartir la misma placenta y también la misma bolsa amniótica. La frecuencia de estos gemelos idénticos es de entre 3 y 5 por cada mil embarazos.

Mucho más frecuente (1-2%) es que se trate de mellizos, resultado de dos óvulos fecundados cada uno por un espermatozoide distinto. Aparte de antecedentes gemelares en la familia, la razón del gran aumento en las últimas décadas de este tipo de gestación gemelar se debe a las técnicas de **reproducción asistida**: estimulación ovárica e implantes en el útero de varios embriones fecundados in vitro. Otra de las razones es la edad tardía en que las mujeres se quedan embarazadas actualmente, ya que a partir de los 35 años se suele liberar con mayor frecuencia más de un óvulo a la vez.

Durante el embarazo, normalmente una mujer sabe que está gestando un embarazo múltiple a partir de la primera **ecografía** (decimos "normalmente" porque siempre hay excepciones, como cuando un feto se esconde detrás del otro, por ejemplo, ocultando su presencia), que se realiza entre las semanas 11 y 13. Resulta inconveniente hacerse una ecografía antes de este tiempo, ya que al principio del embarazo puede haber dos sacos amnióticos, pero aún cabe el riesgo de que uno termine desapareciendo pasadas unas pocas semanas, junto con la ilusión de los padres, que ya se habían hecho a la idea.

Cuando se ha detectado un embarazo (múltiple o no), la madre debe tener especial cuidado con la alimentación. El saber popular dice que cuando una mujer está embarazada debe comer por dos, o sea que si se espera gemelos o trillizos ¿se debería comer por tres o por cuatro? Nada de eso. Evidentemente, habrá que aumentar la cantidad de las ingestas, entre un 10 y un 20% más, pero eso no significa tener barra libre para comer todo lo que se antoje hasta la saciedad. *Vade retro.*

Más bebés en la barriga significa más necesidad de nutrientes. Por tanto, hay que aumentar especialmente la ingesta de proteínas (carne, huevo, pescado, lácteos, legumbres...), calcio (sésamo, lácteos, frutos secos...) y hierro (carne roja, espinacas, lentejas combinadas con vitamina C). Este último es muy importante para evitar la anemia de la madre, muy común en los embarazos múltiples. Y donde no llegue la comida, que lleguen los suplementos (de hierro, vitamínicos, de ácido fólico, etc.).

Otro buen consejo sobre la alimentación es mantenerse bien hidratada. Para ello, nada como estar atenta al cuerpo y beber en cuanto aparezca la sed.

En todo caso, no hay que olvidar que se debe consultar siempre al médico la dieta a seguir, qué y cuánto se debe comer y beber y qué suplementos se deben tomar. (Para más consejos generales sobre alimentación durante el embarazo, véase los capítulos "**Dieta**" y "**Ácido fólico**".)

Como ya se ha dicho en otro apartado (véase el capítulo "**Embarazo de alto riesgo**"), un embarazo múltiple comporta más riesgos que un embarazo estándar (aunque evidentemente puede haber casos en que, en cuanto a complicaciones se refiere, no haya diferencias). En todo caso, el primer riesgo potencial para los bebés en un embarazo múltiple es el parto pretérmino, asociado a bajo peso al nacimiento (inferior a los 2,5 kg). Mientras que las madres embarazadas de un solo bebé paren, de media, a las 40 semanas, las embarazadas múltiples lo hacen a las 35-36 semanas.

Otro de los problemas en los gemelos que comparten placenta (que son muy pocos) es que uno se nutra mejor que el otro, o que se formen conexiones sanguíneas entre ambos de forma que pase sangre de uno al otro, pudiendo ocasionar anemia al primero y policitemia (exceso de glóbulos rojos) al segundo.

Para prevenir estos y muchos más riesgos del embarazo múltiple, que afectan tanto a la madre (**preeclampsia, diabetes gestacional**…) como al bebé (prematuridad, enredo de los cordones umbilicales…), se ha establecido un protocolo especial (distinto según el centro médico) para este tipo de embarazos, que grosso modo comporta mayor control y atención.

09 / 100

EMBARAZO ECTÓPICO

Embarazo en el que el óvulo fecundado se implanta en una zona distinta del útero, como en las trompas de Falopio, en el cuello del útero, en un ovario o incluso en el abdomen.

Por desgracia, esta alteración del espacio normal de implantación hace inviable que el embarazo siga su curso, pues se corre el riego de lesionar gravemente la zona donde se ha implantado. Como se comprenderá, una trompa de Falopio, o un ovario, por ejemplo, no están preparados para dilatarse y albergar a un bebé que podrá alcanzar los 3 kg, de modo que si no se detecta a tiempo terminarán cediendo y provocando lesiones graves.

Un embarazo ectópico se puede detectar (además de por los signos clínicos) mediante una ecografía con sonda vaginal, aunque no siempre resulta visible, y con diversos análisis de sangre. Si hay dudas, se puede practicar una laparoscopia, con una pequeña incisión en el área del ombligo para poder observar el interior del abdomen y los órganos pélvicos.

Normalmente los embarazos ectópicos suelen detectarse entre las semanas 6 y 8 de embarazo. Para ayudar en su detección es muy importante la comunicación entre la paciente y su médico, de modo que éste debe saber de inmediato si la embarazada siente alguno de estos síntomas: pequeños calambres que van *in crescendo* en la parte baja del abdomen (especialmente entre las semanas 6 y 12), y que empeoran al toser o al ir de vientre; un ligero **sangrado** vaginal antes del dolor; molestias en los pechos, o náuseas. Sin embargo, es muy probable que estos síntomas se confundan con los propios de un embarazo normal, con lo que el diagnóstico precoz de este tipo de embarazo resulta a veces muy complicado. Si el embarazo ectópico no se descubre a tiempo, el óvulo fecundado seguirá creciendo en las trompas de Falopio (el emplazamiento ectópico más habitual) hasta que éstas ya no den más de sí y estallen. En este caso, la embarazada sentirá un dolor abdominal agudo acompañado de mareos, náuseas y vómitos. También tendrá sangrados más abundantes y podrá experimentar cierta presión en el recto, al igual que dolor en el hombro, fruto de la acumulación de sangre debajo del diafragma. Ante alguno de estos síntomas habrá que ir al médico con urgencia, puesto que la rotura de una de las trompas puede provocar una grave hemorragia interna que incluso puede resultar mortal.

Cuando un embarazo ectópico se diagnostica a tiempo, antes de que produzca daños en las trompas de Falopio o en otra zona, se programa una operación quirúrgica para extraer el embrión o se administra un fármaco para poner fin al embarazo. En ocasiones es imprescindible realizar la operación quirúrgica porque se debe extirpar la trompa de Falopio afectada, lo que irremediablemente repercutirá en la futura capacidad reproductora de la mujer.

Las mujeres con más riesgos de tener un embarazo ectópico son aquellas que ya han sufrido uno en un embarazo anterior, las que han concebido pese a haberse ligado las trompas y aquellas que se quedaron embarazadas mientras tomaban píldoras anticonceptivas de progesterona o mientras llevaban el DIU. También se incluyen en este grupo de riesgo las mujeres fumadoras y aquellas que sufren alguna enfermedad de transmisión sexual.

La buena noticia es que, a pesar de cierto repunte debido principalmente al desarrollo de las técnicas de reproducción asistida, su incidencia es inferior al 1%.

10 / 100

METAMORFOSIS

Transformación que hace alguien o algo de un estado a otro. Y es que, durante el embarazo, toda mujer va sufriendo continuas transformaciones, tanto físicas como psicológicas.

A nivel físico, el cambio más evidente en la mujer embarazada es el progresivo aumento de peso, que, según las características físicas de cada mujer, puede oscilar, al final del embarazo, entre los 9 y los 12 kilos. También aumenta el tamaño de las mamas, pues se están preparando para la lactancia. Otro factor externo muy visible son los cambios de pigmentación en la piel: en la de los pezones o las areolas (éstas se hacen más oscuras para facilitar al bebé la búsqueda de la leche), por ejemplo, o la aparición de la línea alba, una línea oscura que parte desde el ombligo hasta el vello púbico (suele aparecer en el segundo trimestre, y tiende a desaparecer unos pocos meses después del parto). En general, la piel de la mujer sufre una hiperpigmentación en distintas zonas del cuerpo, pero esta reacción es muy normal, simplemente habrá que tomar la precaución de mantener la piel bien hidratada y evitar al máximo la exposición directa y prolongada a los rayos del sol (se debe tomar el sol cuando el calor sea menos intenso y cubrirse siempre la piel con protector solar).

Pero es en el interior de la mujer donde se producen los cambios físicos más acusados. En primer lugar, el útero aumentará entre 500 y 1.000 veces su capacidad, lo que por efecto dominó afectará a otros órganos y provocará una serie de consecuencias. Entre ellas, el aumento de las necesidades de micción de la parturienta, ya que el útero irá ejerciendo cada vez más presión sobre la vejiga, o empezar a sufrir digestiones lentas o ardor de estómago, ya que el estómago se irá desplazando hacia arriba. También puede retrasarse la movilidad intestinal, provocando flatulencia o estreñimiento (al verse el intestino desplazado hacia los lados y hacia atrás), o incluso **hemorroides** (el útero, al crecer, dificulta el retorno venoso de la pelvis hacia el corazón, por lo que las venas del recto soportan mayor presión y se dilatan); o que la embarazada sufra mareos, se ponga pálida o un poco fría, debido a una disminución de la tensión arterial provocada por la presión del útero sobre la vena cava inferior cuando la mujer está boca arriba.

Otro de los cambios que sufren las embarazadas se produce a nivel hormonal. Por un lado, la gonadotropina coriónica humana (GCH), una hormona que aparece al principio del embarazo (véase el capítulo "**Predictor**"), provoca ciertos mareos y náuseas, sobre todo por la mañana, aunque estas molestias suelen desaparecer hacia finales del primer trimestre. Por otro lado, los estrógenos, que entre otras funciones estimulan el útero para que aumente de tamaño y así poder crear un espacio propicio para el feto, pueden afectar al sistema respiratorio, provocando congestión nasal y hemorragias. También la progesterona, encargada entre otras cosas de prevenir el aborto espontáneo, puede provocar mareos.

A nivel psicológico, uno de los cambios más notables que padecen muchas mujeres es una alteración en las emociones y en su sensibilidad. Tan pronto pueden estar plenas de confianza y optimismo, fuertes, valientes, como lacónicas, reflexivas, sensibles, o también temerosas, inseguras, irascibles… Estas fluctuaciones emocionales, presentes prácticamente durante todo el embarazo, son muy normales. Sin embargo, se le hace un flaco favor a la mujer achacándole siempre estos cambios a sus hormonas. Evidentemente, los cambios hormonales existen (especialmente en el primer trimestre) y afectan a su sensibilidad, pero la vida está repleta de momentos en los que experimentamos cambios de humor, hombres y mujeres, o sea que el embarazo no tiene por qué ser una excepción. Además, en este caso se añaden algunos elementos muy propicios para causar tantos altibajos: **miedos** (al parto, al dolor, a la nueva realidad que se avecina…), inseguridades (a no ser una buena madre, a no ser capaz de adaptarse a los nuevos cambios que se avecinan…), cambios físicos (aumento de peso, hinchazones, indigestión…), y un largo etcétera.

Para afrontar tanto todos estos cambios físicos como las fluctuaciones emocionales, lo más importante es asumir la nueva realidad, con todas sus bondades y conflictos, sus miedos y alegrías, preparándose lo mejor posible para todo el proceso, con cursos de **preparación al parto**, lecturas específicas, o compartiendo con la pareja las nuevas sensaciones, ya sean inseguridades presentes o futuras, o euforias espontáneas.

11 / 100

INESTABILIDAD (PRIMER TRIMESTRE)

Aunque puede que este primer trimestre vaya completamente sobre ruedas, que la mujer embarazada se sienta dichosa y feliz y que no se vislumbre ningún nubarrón por el horizonte, lo cierto es que, en general, este primer período suele caracterizarse por cierta inestabilidad.

En primer lugar, porque hay una novedad que, especialmente si es el primer embarazo, va a cambiar definitivamente la vida que se lleva. De camino viene un bebé y se agolpan las dudas y los **miedos** sobre el embarazo en sí, pero también sobre la economía futura, la organización de la casa, si será posible o no la conciliación laboral, sobre la relación con la pareja ante una nueva realidad de tal calibre, e incluso la relación con la familia política, que seguro que a partir de ahora se hará más estrecha, etc., etc. La mente se convierte en un hervidero de preguntas, dudas y miedos imposibles de responder, resolver y superar en este momento.

Pero este tipo de inestabilidad socioeconómica viene de la mano (y en parte se ayudan mutuamente a agravarse un poco) de la inestabilidad emocional, especialmente aguda en este primer trimestre, pues las hormonas están preparando el cuerpo de la embarazada para que sea capaz de albergar en buenas condiciones la nueva vida que se está gestando. Aunque el cine y especialmente la televisión han tendido a exagerar, incluso ridiculizar, esta inestabilidad emocional, lo cierto es que este baile de hormonas afecta notablemente a la mujer y, de rebote, a quienes conviven con ella.

Aunque normalmente esta inestabilidad emocional suele remitir, como decíamos, al final del primer trimestre, existen algunas formas de minimizar estos cambios de humor.

Por un lado están las cuestiones relacionadas con la comida. Mantener una buena **dieta**, acorde con los consejos que ofrezca el médico, sin duda ayuda a estabilizar el estado anímico, y más aún si se introduce la ingesta de omega-3 (nueces, pescado…). También ayuda mantener un nivel equilibrado de azúcar en sangre, pues las bajadas de azúcar pueden provocar inestabilidad emocional. Por ello, resulta interesante repartir mejor las comidas (y, por tanto, la energía entrante) durante el día, de modo que se coma menos cantidad pero más veces al día, y también reducir la ingesta de cafeína y azúcar, ya que el incremento rápido de glucosa en sangre se convierte en un problema cuando llega el descenso (igual de rápido), porque con él vuelve el mal humor. En este sentido, para mantener una mayor estabilidad de la glucosa en sangre se recomienda la ingesta de cereales integrales.

Por otro lado están las cuestiones relacionadas con el **ejercicio físico**. El ejercicio físico libera endorfinas, que dan sensación de bienestar, o sea que resulta recomendable salir todos los días a hacer un poco de deporte (pasear, nadar, correr, etc.). Y, si no, otra forma de generar hormonas placenteras, además de ayudar a intimar y a estar más cerca de la pareja, es hacer el amor. En todo caso, al hacer ejercicio físico se consume mucha energía, con lo cual baja el nivel de glucosa en sangre, y por tanto habrá que tener la precaución de reponer fuerzas rápidamente. Finalmente están las cuestiones relacionadas con la comunicación. Hablar sobre las preocupaciones ayuda a relativizarlas, a verlas desde otra perspectiva, por tanto es muy recomendable compartir todos los momentos de angustia, desánimo, inseguridad (y también de alegría, ¿por qué no?) con la pareja, un amigo o familiar, o incluso en un chat donde escriban otras embarazadas.

12 / 100

ESTABILIDAD (SEGUNDO TRIMESTRE)

Para la mayoría de mujeres, el segundo trimestre es el más cómodo de los tres. Aunque la producción de la hormona GCH (véase el capítulo "**Predictor**") dura todo el embarazo, hacia la semana 12 ésta empieza a estabilizarse, lo que sin duda suaviza el vaivén emocional del primer trimestre. A la vez, y por el mismo motivo, suelen empezar a remitir algunos de los síntomas más molestos del principio del embarazo, como los mareos, las náuseas o las continuas micciones diarias.

Otra mejora importante que suele darse en este momento es el aumento de energía. La fatiga ha sido una compañera fiel durante todo el primer trimestre, pues la creación de la placenta, acompañada del súbito aumento de los niveles hormonales y del trabajo cardíaco, demandaba un consumo continuo de energía. Pues bien, ahora la placenta ya está creada y los niveles hormonales han remitido un poco, por tanto, se van recuperando las fuerzas.

Este aumento de energía favorece mucho la estabilidad (mental, social, de pareja) de la mujer, puesto que, por un lado, se modera la necesidad de descansar o dormir continuamente, con lo cual se abandona el sofá y se recuperan rutinas, actividades, juegos, la vida social, etc. Por otro lado, en la mayoría de mujeres vuelve a despertarse la libido sexual (normalmente aletargada durante el primer trimestre). La realidad es que se produce un mayor flujo de sangre hacia los genitales de la mujer, lo que favorece su estimulación y que los orgasmos sean más intensos que nunca antes.

Este aumento de energía, añadido al aumento progresivo del tamaño del feto (pasará de los 70 gramos a principios del segundo trimestre a los 400 gramos a finales), favorecerá el apetito de la madre, cuyos posibles antojos (a lo dulce o ácido, generalmente) o aversiones iniciales (al pollo, por ejemplo) ya se habrán visto superados gracias al mencionado descenso de la actividad hormonal.

Por lo que parece, todo son ventajas, pero evidentemente ni todo es tan negro en el primer trimestre ni todo tan blanco en este segundo. En estos cuarto, quinto y sexto mes se puede seguir sufriendo acidez de estómago, indigestiones y flatulencias, pues el feto sigue creciendo y presionando intestinos, estómago, etc. Además, el aumento del flujo sanguíneo por el cuerpo provoca una hinchazón de las membranas mucosas de la nariz, que a la vez van a producir más mucosidad para protegerse de infecciones y gérmenes, todo lo cual suele provocar congestión nasal o pequeñas hemorragias.

Otro inconveniente que suele aparecer en la segunda mitad de este período es el dolor de espalda. El cuerpo se va preparando para el parto: las articulaciones de la pelvis empiezan a relajarse para facilitar el paso del bebé y el útero no para de crecer, desplazando el centro de gravedad hacia adelante. Todos estos cambios provocan cierto desequilibrio en el cuerpo de la embarazada, quien, afectada por un abdomen inusualmente grande (que exagera hacia adelante la curvatura normal de las lumbares), tiende a echar los hombros hacia atrás y a arquear el cuello, en un intento vago de recuperar la armonía. Todo ello termina en un dolor de espalda, cuello y articulaciones que en muchos casos ya no desaparece hasta el final del embarazo.

Para combatir estos dolores nada mejor que aprovechar esa dosis extra de energía que aporta el segundo trimestre para realizar algunos ejercicios sencillos para fortalecer la espalda, los abdominales y bascular la pelvis. Sin duda, el médico (o la **matrona**) puede ser un buen asesor sobre qué tipo de **ejercicio** se puede realizar, o simplemente se puede asistir a algunas clases de yoga o de Pilates para embarazadas, donde sabrán muy bien cómo tratar todas las dolencias. Si se dispone de una pelota de ejercicios (muy recomendable también para los futuros ejercicios de dilatación, ya en el parto), puede sentarse encima y mecerse hacia adelante y hacia atrás, o tumbarse de espaldas sobre ella para intentar aliviar el dolor.

Otros buenos consejos para proteger la espalda son llevar siempre un calzado cómodo, no realizar esfuerzos innecesarios y, si se puede, permitirse un buen masaje de vez en cuando.

13 / 100

SOBRECARGA (TERCER TRIMESTRE)

Desde luego, el tercer trimestre se caracteriza por la sobrecarga, a distintos niveles. Evidentemente está la sobrecarga física, pues al llegar a la semana 40 la madre debe de haber engordado alrededor de 10-12 kg, y eso se nota en las articulaciones, en los músculos y en todo el cuerpo. Los movimientos se hacen lentos y costosos, al levantarse de la cama, al ir al baño, al pasear... Además, tras un segundo trimestre más dinámico, en esta última parte del recorrido vuelve a aparecer la fatiga. Evidentemente, el aumento de peso tiene algo que ver, pero también puede ser que el volumen de la barriga no permita descansar como se desearía, y que por tanto no se duerma lo suficiente, o que el útero ejerza ya tanta presión sobre la vejiga que la noche sea un continuo ir y venir de la cama al baño y del baño a la cama. También puede ser que durante el día, al realizar algunas actividades, se perciba una falta de aliento, que al dar un paseo de 10 minutos se canse como si se hubiese corrido una maratón, y es que, de nuevo, el útero le quita espacio a los pulmones y a éstos les cuesta más realizar su función. Aunque tanto la fatiga como esa falta de aliento no son perjudiciales para el bebé, si persisten o se agravan se debe consultar con el médico, pues pueden ser el síntoma de una anemia, muy común en el tercer trimestre de embarazo.

Otra sobrecarga física la encontramos en la hinchazón de las extremidades, especialmente en pies, tobillos y manos. Aunque resulta un tanto molesta, es del todo normal, puesto que es fruto de la retención de líquidos durante el embarazo. Para remitir la hinchazón, es bueno limitar el consumo de sal en las comidas, pues ésta ayuda a retener agua en el organismo; descansar tumbada durante un rato; evitar estar mucho rato de pie y también mucho rato sentada; realizar un poco de **ejercicio** físico (especialmente natación o *aquagym*), pues ayuda a activar la circulación y con ella el flujo de líquidos acumulados; beber suficiente agua, siempre atendiendo a la sed cuando aparezca, y llevar calzado cómodo.

A nivel psicológico puede presentarse una sobrecarga de emociones encontradas: una gran alegría por estar ya en el último tramo de embarazo frente a cierto temor por cómo irá el parto; unas enormes ganas de ver la cara del bebé frente al miedo de que algo salga mal o sufra algún síndrome o enfermedad; un deseo irreprimible de empezar una nueva vida (especialmente si es el primer hijo) frente a la incógnita de cómo se sobrellevará todo: trabajo, ocio, **sexo**, hogar, familia…, etc.

O también puede sufrirse una sobrecarga de comentarios y opiniones de toda índole, tanto de gente cercana como de auténticos desconocidos, y sobre todo tipo de temas: sobre el dolor del parto, de lo gorda o hinchada que se ve la embarazada, sobre el parto natural, sobre la epidural, sobre el trato que hay que dispensarle a los recién nacidos, etc. Por no hablar de toda la gente que se acerca (pidiendo permiso, o no) para poder tocar la barriga a la embarazada.

De nuevo, los cursos de **preparación al parto** resultan de gran ayuda para afrontar todo este tipo de sobrecargas, ya sean físicas o psicológicas. Además, siempre se puede recurrir al consejo de los médicos, y también a los distintos e interesantes cursos privados que ofrecen algunas **doulas** o **matronas**. Otra fuente eficaz de ayuda es, cómo no, el amplio abanico de libros publicados sobre el embarazo, el parto y el posparto. Sobre los comentarios y las opiniones de la gente y su costumbre de tocar la barriga, paciencia, mucha paciencia.

14 / 100

SEXO

Sin duda el sexo es uno de los temas que más preocupan a las parejas durante el embarazo, ya que desde antiguo han existido miedos, prejuicios y tabúes sociales. Como siempre, la cuestión se resuelve con paciencia, comprensión, amor y mucha información.

Aunque cada mujer es distinta y por tanto se pueden dar muchas variaciones en cuanto a deseo sexual se refiere, sí que es verdad que en general existen unas pautas más o menos comunes en relación con cada trimestre.

En el primer trimestre la libido suele descender debido a algunas consecuencias de las alteraciones hormonales del embarazo: mareos, vómitos, náuseas, fatiga e incluso el aumento de sensibilidad en los pechos, que puede traducir en dolor la caricia más suave.

En el segundo trimestre las cosas suelen cambiar, pues desaparecen, en parte, los primeros síntomas del embarazo relacionados con los cambios hormonales, y se recuperan por tanto la energía y la libido sexual. Además, los genitales reciben en este período mayor irrigación, incrementando su sensibilidad y también el grosor de las paredes genitales, con lo cual se provoca una mayor presión sobre el pene, lo que aumenta el placer, y se intensifican las contracciones rítmicas del orgasmo. Como contrapartida, aunque se esté excitada, es posible que la vagina presente menos lubricación. No pasa nada, es normal, y si se convierte en un problema se puede solucionar fácilmente comprando un lubricante en una farmacia.

En el tercer trimestre la libido puede volver a disminuir debido, principalmente, al enorme tamaño de la barriga, que dificulta las relaciones sexuales, y a las crecientes molestias e incomodidades de este último tramo del embarazo (pesadez, hinchazones, hipersensibilidad, etc.). Aunque durante todo el embarazo es recomendable practicar el sexo para mantener la armonía de la pareja (el cariño, la complicidad, el amor…) y también para liberar ansiedades, en este último trimestre ayuda a favorecer, además, la elasticidad y flexibilidad de los músculos perineales, aparte de ser un probado **método inductivo** del parto (aunque esto sólo pasa si, y sólo si, el cuello uterino está maduro, preparado para traer al bebé al mundo).

Respecto a los miedos sobre el sexo durante el embarazo, hay que saber que, en condiciones normales (si no es así hay que seguir las directrices del médico), hacer el amor no perjudica en nada al bebé. No hay riesgo de dañar al feto, que se halla a resguardo en el saco amniótico y el útero, y que está protegido además por el tapón mucoso (en la entrada del cuello uterino), que lo aísla de posibles infecciones del exterior. Asimismo, aquellos que piensen que con una penetración profunda pueden lastimar o incordiar al feto deben saber que, en general, no hay penes lo bastante grandes o largos para dañar o llegar hasta donde éste se encuentra. Además, a medida que la mujer se excita los pliegues de la vagina se abren y ésta se alarga aún más.

Aunque tras mantener relaciones sexuales es posible que se produzcan contracciones uterinas, nunca serán tan intensas para inducir el parto (ya hemos dicho que esto sólo ocurre cuando el cuello uterino está maduro), ni tampoco hay riesgo de provocar un aborto.

De todos modos, en caso de **sangrado** u otras alteraciones de la normalidad (contracciones, dolores vaginales, etc.) se recomienda dejar de mantener relaciones sexuales y visitar al médico cuanto antes.

En general, el sexo anal no está contraindicado, sólo que debe tomarse siempre la precaución (haya o no embarazo) de lavar bien el pene si después se va a introducir en la vagina, para evitar alojar en ella posibles bacterias. Igualmente, puede resultar incómodo para la mujer si presenta **hemorroides**.

No hay que olvidar que se debe consultar siempre con el médico cualquier duda o molestia que se tenga. Al hacer el amor, es recomendable que la embarazada no soporte todo el peso de su pareja encima, como en la postura del misionero, ni someter el útero a una gran presión. No todas las mujeres tienen la misma libido, ni se excitan del mismo modo durante el embarazo que antes. Por tanto, lo mejor es que ambos miembros de la pareja expresen sus sentimientos, miedos, preferencias, etc. El entendimiento y la comprensión mutua son muy importantes.

15 / 100

LA PAREJA

Aunque pueda parecer la gran olvidada, la verdad es que el rol de la pareja es de suma importancia durante el embarazo.

Tradicionalmente, el hombre era un ser completamente pasivo tanto en las fases del embarazo como del parto, donde normalmente era sustituido por la madre de la embarazada. Durante el período de gestación, era un mero observador, y en el parto su papel se limitaba a fumar, nervioso, en la sala de espera, a coger unos minutos al bebé una vez nacido y a repartir puros entre las amistades.

En la actualidad esta actitud pasiva ha cambiado mucho. El padre mayoritariamente asume su protagonismo de forma activa, convirtiéndose en el punto de apoyo ideal para su pareja, pues ambos avanzan juntos en esta nueva singladura.

Aunque el protagonismo recaiga invariablemente sobre la embarazada, la pareja juega un papel determinante. De hecho, muchos estudios han confirmado que el estado psíquico y el condicionamiento positivo hacia el parto son netamente superiores en aquellas embarazadas cuyas parejas se han implicado en todo el proceso y preparación.

Es muy importante que la gestante se sienta acompañada en sus visitas al médico, especialmente cuando se realizan las **ecografías** de control: poder ver las primeras imágenes juntos de su futuro bebé, escuchar sus latidos, compartir con el ginecólogo sus dudas e inquietudes, etc. También es de suma importancia participar en los cursos de **preparación al parto**, puesto que una pareja desinformada no resulta de gran ayuda cuando llega el gran momento. Y en esa línea también resulta muy reconfortante y productivo que ambos lean los mismos libros o se documenten juntos. Es la mejor manera de demostrarle a la gestante que existe un proyecto común, y que por tanto se comparten las responsabilidades, los miedos, las dudas, todo, y que siempre tendrá a alguien informado a su lado que podrá comprenderla mejor, que sabrá qué hacer, dónde ir o con quién hablar si surge algún inconveniente o dificultad, y así ella sólo tendrá que centrarse en sí misma y en el bebé.

Aparte de eso, hay muchas más cosas que la pareja puede hacer por su mujer durante el embarazo. Por ejemplo, si sufre mareos o tiene aversiones olfativas o gustativas, hay que evitar ponerse la colonia, el desodorante o la loción de afeitar que ahora tanto le molestan, o servirle esa ensalada de queso que ahora aborrece, por ejemplo. Si los mareos, por la causa que sea, van a más y no cesa de vomitar, se la puede ayudar sosteniéndole la frente, o apartándole el pelo de la cara…, lo que necesite. Por el contrario, también se puede ser solícito ante cualquier antojo: las fresas con nata son todo un clásico televisivo (aunque el abanico es tan amplio como mujeres hay en el mundo, normalmente se ha comprobado cierta tendencia hacia los sabores más extremos: muy dulces, como la fresas con nata, sí, o el dulce de leche; o muy salados, como los *snacks*; o muy amargos, como los pepinillos, etc.). Realizar las tareas del hogar también será un detalle muy bienvenido, que evitará añadir más cansancio a la fatiga que ya de por sí acumulan muchas embarazadas. En definitiva, se trata de que ella sienta que su pareja está ahí, atenta, implicada, cuidándola: abrazándola o dándole un masaje en la espalda si no puede dormir por culpa de algún dolor, siendo paciente ante los posibles cambios de humor, escuchándola y ayudándola a calmar sus ansiedades, ocupándose de preparar la habitación del bebé, etc.

Todos estos cuidados, y muchos más que se irán improvisando, facilitarán mucho el embarazo de la mujer, y sin duda harán que se sienta cuidada y querida. Sin embargo, tampoco hay que olvidarse de uno mismo. La pareja no debe encerrarse en un globo de cristal y aislarse de la relación, al servicio único de la gestante. Para su buena salud mental, la pareja debe ser capaz de comunicarse, de hablar de sus propias inseguridades y de expresar sus miedos. Compartir con la futura madre o con sus personas íntimas los pensamientos, sensaciones y sentimientos que se generan durante el embarazo hará el camino mucho más fácil a todos.

16 / 100

SENSORIALIDAD FETAL

Despertar de los sentidos del feto en el útero de la madre.

Aunque a mucha gente pueda llegarle a sorprender, los sentidos de un ser humano no empiezan a desarrollarse a partir de su nacimiento, sino que su génesis empieza a darse ya durante la gestación. Este desarrollo es muy importante para que el crecimiento cerebral sea armonioso y de calidad, de modo que le ayude a prepararse para relacionarse con el mundo externo una vez haya nacido.

El primer sentido que empieza a desarrollarse es el del TACTO, ya que en la semana 8 de embarazo la piel de alrededor de la boca del feto empieza a mostrarse sensible. Poco a poco, esta sensibilidad se irá extendiendo a todo el cuerpo, completando su proceso alrededor del cuarto mes. El feto, pues, es sensible al tacto, a la temperatura y la presión, de modo que puede reaccionar si por ejemplo la madre se acaricia la barriga.

Los próximos sentidos en desarrollarse son el OLFATO y el GUSTO, que aparecen a la vez hacia el cuarto mes de embarazo. Por un lado, el feto percibe la calidad olfativa del líquido amniótico, que se puede ver afectada por los olores de ciertos productos que ingiere la madre (como el ajo, la col, o la nicotina si se fuma un cigarrillo) o que se pone sobre la piel, como un perfume. Por otro lado, en este cuarto mes el feto también es capaz de percibir los distintos sabores en el líquido amniótico, lo que suele provocar ciertas reacciones en sus movimientos deglutorios: ante un sabor dulzón, el feto aumenta dichos movimientos, y disminuyen o directamente cesan ante sabores amargos o ácidos.

Entre el cuarto y el quinto mes, el feto ya puede percibir **sonidos** procedentes tanto de la madre (su voz, su risa, o los propios ruidos internos de su organismo, como el latido del corazón) como del exterior (la voz del padre, ruido de coches, etc.), aunque estos ruidos externos son atenuados por el líquido amniótico. La voz de la madre es el sonido preferencial, ya que el feto la recibe tanto por vía interna como externa, y la diferencia perfectamente de la de otras mujeres. También es importante la voz del padre, porque normalmente es de frecuencia más baja, con lo que penetra más fácilmente en el vientre de la madre.

A pesar de que el feto no entiende nada de lo que se le diga, los expertos recomiendan a los padres que le hablen mucho a su futuro hijo mientras esté en la matriz y que escuchen canto gregoriano o música clásica, como Bach, Mozart o Vivaldi. Pero lo importante es escuchar en un entorno tranquilo las músicas que a cada madre le inspiren para disfrutar y sentirse relajada, y que ésta se comunique mediante sonidos con su hijo. En todo caso, tampoco hay que abusar, ¡pues no conviene sobreestimular al feto!

La VISTA es el sentido que menos desarrolla el feto durante el embarazo. De hecho, no es hasta el octavo mes que empieza a mostrar cierta sensibilidad a la luz. Sin embargo, una vez haya nacido, este sentido realizará una progresión sorprendente.

El conjunto de estas percepciones sensoriales constituirá un vínculo fundamental y personal en la relación madre-feto, necesario para su desarrollo.

17 / 100

DIETA

Durante el embarazo, si el nivel nutricional de la gestante es correcto (lo más común en los países desarrollados), es muy probable que no deba seguir ninguna dieta específica, de esas que se pegan en la nevera y hay que obedecer a rajatabla, aunque sí que habrá que prestar mucha atención a lo que se come. Ordenados de mayor a menor consumo, se debe tomar:

– Líquidos: de vital importancia, pues ayudan a mantener una buena hidratación y a eliminar toxinas del cuerpo, y reducen el riesgo de infecciones urinarias y de parto prematuro. Se debe beber alrededor de 1,5 o 2 litros al día (preferentemente agua e infusiones, o también zumos, evitando los azucarados). Si una se cansa de ir contando litros o vasos de agua cada día, simplemente hay que prestar atención a la sed y saciarla en cuanto aparezca.

– Pan, arroz y pastas: lo ideal es consumirlos integrales, ya que aportan mucha fibra, vitaminas del grupo B, oligoelementos y proteínas esenciales. De este grupo (donde se incluye la patata), deben tomarse entre 3 y 4 raciones diarias, no más, ya que un abuso de cereales integrales podría dificultar la absorción de calcio y hierro.

– Frutas: contienen todas las vitaminas hidrosolubles que el feto y la gestante necesitan. Deben tomarse, como mínimo, 3 piezas al día, y preferentemente sin pelar (bien limpias).

– Lácteos: de gran importancia por el aporte de calcio. En el caso de la leche y el queso, éstos deben ser pasteurizados, para prevenir posibles infecciones peligrosas para el feto (como la listeriosis). Se recomienda tomar entre 3 y 4 raciones al día. Sin embargo, también se puede conseguir un gran aporte de calcio tomando otros alimentos, como el sésamo, las sardinas en aceite, la albahaca, el brócoli, las espinacas o las judías secas cocidas, entre otros.

– Verduras y hortalizas: imprescindibles para una dieta sana. Se recomiendan unas 2 raciones diarias (como mínimo), una de las cuales debe ser en crudo (también bien limpia).

– Huevos: pura proteína. Es recomendable tomar entre 3 y 4 a la semana, no más.

– Carne: importante por su aporte de proteínas, grasas, minerales y, sobre todo, por la vitamina B12 (también presente en los huevos y el marisco, y en alimentos no animales como la soja, la levadura de cerveza, etc.). Se recomienda entre 3 y 4 veces a la semana, incluso menos si se compensa bien su ingesta con otros alimentos. Igualmente, hay que evitar comer carne poco hecha, para evitar el riesgo de infección por **toxoplasmosis**.

– Pescado: rico en proteínas, vitaminas y minerales. Se puede comer entre 3 y 4 veces a la semana. Se recomienda especialmente una ingesta mínima de 2 veces por semana de pescado azul (sardina, jurel, boquerón, salmón…) por su gran aporte, entre otros, de omega-3 y omega-6. Igualmente, hay que evitar el consumo de pescado crudo o poco cocinado (para reducir el posible riesgo de infección por anisakis), y también de aquellos pescados muy grandes, como el pez espada, el tiburón o la caballa gigante, pues pueden contener un índice elevado de mercurio.

– Legumbres: son un alimento muy energético. Se recomienda tomarlas a diario.

– Y el aceite de oliva, "¡que no falte!", pero con moderación.

Algunos consejos básicos a la hora de comer son:

– Pasar de las tres comidas diarias a cinco (introduciendo un segundo desayuno a las 12 del mediodía, por ejemplo, y una merienda a las 17). Eso significa comer un poco más, repartiendo mejor la ingesta de energía para evitar la fatiga y las digestiones pesadas.

– Aunque siempre se ha dicho que una embarazada debe comer por dos, hay que tener en cuenta que el bebé al nacer pesará alrededor de 3 kg, lo que significa que no hay que comer por dos adultos. Si una mujer adulta debe consumir unas 2.000 kilocalorías diarias, a mitad del embarazo debería sumarle sólo 300 más, lo equivalente a dos huevos fritos o a tres sardinas en aceite.

– Es necesario tomar un buen desayuno para compensar el ayuno nocturno, aunque, si aparecen náuseas, se puede repartir la ingesta a lo largo de la mañana.

– Para la buena salud del bebé (y de la madre, claro), hay que limitar o suprimir la cafeína, el tabaco y el alcohol (véase el capítulo " **Adicciones**").

18 / 100

DIETA VEGETARIANA

Aunque todos los vegetarianos tienen en común la no ingesta de carne animal y sus derivados, existe un amplio abanico de dietas vegetarianas que excluyen otros alimentos. Según el caso, se deberán tomar unas precauciones u otras.

Si se es OVOLACTEOVEGETARIANA (se prescinde únicamente de comer carne animal y sus derivados, como la gelatina, por ejemplo), seguramente no se deberán tomar medidas extraordinarias, pues la carencia de carne se compensa muy bien con la ingesta de frutas, verduras, cereales, huevos y lácteos.

Una LACTOVEGETARIANA (se prescinde de la carne animal y de los huevos) es posible que presente cierta carencia de vitamina B12, presente en proporciones considerables sólo en alimentos de origen animal. Esta carencia se puede suplir aumentando la ingesta de productos enriquecidos con esta vitamina, como algunas bebidas vegetales, ciertos productos de soja, algunos cereales para el desayuno, etc. Sin embargo, dada su importancia tanto para la madre como para el desarrollo del feto (su carencia puede provocar anemia y afectar el sistema nervioso), lo más probable es que el médico recete a la embarazada tomar directamente un suplemento (véase el capítulo "**Ácido fólico**").

Si se es OVOVEGETARIANA (se prescinde de la carne animal y de los lácteos), posiblemente no se sufrirá una carencia de vitamina B12, ya que el consumo de huevos más algún que otro alimento enriquecido con esta vitamina pueden compensar la nula ingesta de carne. Sin embargo, habrá que estar muy atentos con compensar la falta de calcio (presente en la leche y sus derivados, que en este caso no se toman) con el consumo de otras fuentes ricas en calcio de origen vegetal, como el perejil, el alga wakame, el sésamo, etc.

Si la embarazada es vegetariana pura, es decir, VEGANA, y por tanto sólo come legumbres, verduras y fruta, puede tener carencias de vitamina B12, de calcio (ya que no toma leche ni productos lácteos) y de vitamina D (presente en la yema del huevo, en la leche y la mantequilla y en los aceites de pescado). La carencia de calcio es fácil de solucionar, pues, como ya hemos dicho, hay otros alimentos aparte de los lácteos que lo contienen en gran cantidad (sésamo, brócoli…). Para equilibrar la carencia de vitaminas B12 y D, no habrá más remedio que tomar suplementos vitamínicos o alimentos enriquecidos con estas vitaminas.

En todo caso, sea cual sea la dieta que se siga, habrá que completarla siguiendo siempre los consejos y las directrices del médico.

19 / 100

ÁCIDO FÓLICO (Y OTROS SUPLEMENTOS)

Vitamina hidrosoluble del complejo de vitaminas B. También conocida como vitamina B9, está presente en distintos alimentos, como algunas legumbres (lentejas, guisantes), frutas (plátano, fresas) y verduras (judías verdes, espinacas), etc.

El consumo de ácido fólico es muy importante durante el embarazo (e incluso es necesario empezar a tomarlo cuando la mujer se plantea quedarse embarazada, al abandonar el método anticonceptivo) porque ayuda a disminuir el riesgo de que el bebé nazca con alguna de las deformaciones congénitas que afectan a la médula espinal y el cerebro, como la espina bífida, que se conocen como "defectos del tubo neural" (DTN). Su consumo también ayuda a prevenir cardiopatías y otros defectos congénitos.

El aporte suplementario de ácido fólico (normalmente 0,4 mg por día) lo determinará el médico en función de la alimentación (si es equilibrada o no) y del historial médico de la embarazada (si existen antecedentes de malformaciones o si se están tomando ciertos medicamentos), y se deberá tomar al menos durante el primer trimestre, ya que los defectos del tubo neural se producen generalmente durante las primeras semanas del embarazo.

Otro de los suplementos nutricionales importantes es el YODO, un nutriente esencial que favorece el desarrollo neurológico del feto. Aunque se siga una dieta equilibrada, es importante ingerirlo todos los días (lo recomendable es un aporte extra de 200 microgramos al día), puesto que el yodo es un nutriente que no se almacena en el organismo.

Aunque la gestante siga una dieta mediterránea muy equilibrada, hay acuerdo en que igualmente debe tomar suplementos de ácido fólico y yodo. Si su dieta es de menor calidad o desequilibrada, se aconseja, además, tomar un suplemento de hierro e incrementar la ingesta de productos con calcio y con omega-3

El HIERRO es un mineral muy importante durante el embarazo. Primero, para el desarrollo de la placenta y del feto. Y en segundo lugar es necesario para que la producción de sangre materna durante el embarazo siga teniendo una adecuada concentración de glóbulos rojos, evitando el riesgo de anemia. Conviene tomar el suplemento con un poco de zumo de naranja, pues la vitamina C favorece su absorción. En la analítica que se realiza en el primer trimestre, la **matrona** o el ginecólogo observarán el nivel de hierro de la embarazada y valorarán si precisa un suplemento de hierro o no.

Otro de los minerales importantes durante la gestación es el CALCIO, ya que no sólo ayuda al feto a tener unos huesos y unos futuros dientes fuertes y sanos, sino que también contribuye de manera decisiva en el desarrollo de sus músculos, de su corazón y sus nervios, además de resultar vital para la coagulación de la sangre y la actividad enzimática. Por otro lado, un bajo consumo de calcio en la dieta hará que el feto sustraiga el que le falta de los huesos de la madre, con el posible riesgo de que en el futuro ésta sufra osteoporosis. Se puede conseguir un incremento de ingesta de calcio tomando un suplemento (entre 100 y 250 mg al día, dependiendo de la dieta y de otros factores que debe valorar el médico) o simplemente incrementando el consumo de productos que lo contengan (lácteos, semillas de sésamo, sardinas en aceite, etc.).

También se recomienda incrementar la ingesta de productos ricos en ácidos grasos omega-3 (pescado azul, semillas de calabaza, nueces, etc.), puesto que disminuye en la madre el riesgo de hipertensión arterial y de parto prematuro, y favorece en el bebé el desarrollo del sistema nervioso y la visión. Con dos raciones de pescado azul a la semana (sardinas y salmón, por ejemplo), ya se consigue un nivel saludable de omega-3.

Así como el ácido fólico y el yodo se recetan como un suplemento aparte de la dieta (normalmente en formato pastilla), el requerimiento extra de hierro, calcio y omega-3 se puede integrar perfectamente en los menús diarios, incrementando el consumo de productos alimentarios que los contengan, como ya hemos dicho anteriormente. Por otro lado, la industria farmacéutica está muy al tanto de todos estos requerimientos nutricionales extra, y ofrece un amplio surtido de complementos vitamínicos, minerales y de oligoelementos todo en uno, de forma que la gestante no tenga que preocuparse tanto por su ingesta. En todo caso, el médico debe supervisar siempre el consumo de estas multivitaminas, porque en exceso pueden producir problemas en la madre y en el feto.

20 / 100

EJERCICIO

Realizar ejercicio durante el embarazo no sólo es recomendable, sino altamente beneficioso. Evidentemente, no estamos hablando de largas sesiones de gimnasia o de trepidantes partidos de pádel o baloncesto, sino más bien de suaves ejercicios diarios que ayuden a mantenerse en forma.

Entre los deportes, el más recomendado es sin duda la natación, pues se trata de un deporte aeróbico de bajo impacto, lo que significa que las articulaciones y los músculos sufren menos tensiones y golpes, de modo que se reduce mucho la posibilidad de lesiones. A la vez se activa el sistema respiratorio y cardiovascular. Lo único que no se aconseja es nadar en estilo mariposa, ya que exige un aumento del nivel respiratorio y un mayor esfuerzo físico.

Otro ejercicio cardiovascular de bajo impacto es caminar, que no pasear, pues en este caso hay que realizarlo a un ritmo ligeramente superior. O también se pueden realizar otros muchos ejercicios aeróbicos de bajo impacto en sesiones dirigidas específicamente a las embarazadas que se organizan en clubes, gimnasios, sedes sociales, etc. Lo importante en todos los casos es mantenerse regular en cuanto a la intensidad (no muy alta, sin perder nunca el fuelle) y el tiempo (entre 15 y 45 minutos, tres o cuatro días a la semana). Además, si aparte de este tiempo de ejercicio se puede practicar yoga o Pilates para embarazadas, mucho mejor, pues ayudan a relajarse, a fortalecer los músculos y a mantenerse muy flexible, lo que aliviará pequeñas acumulaciones de tensión y dolores musculares.

Si por el contrario no hay forma de encontrar tiempo para hacer ejercicio, o resulta imposible poder salir de casa o desplazarse a un centro o gimnasio, lo más recomendable es practicar en casa los **ejercicios de Kegel**, que ayudan a fortalecer la musculatura del suelo pélvico, con lo cual se empieza a preparar esa zona para el parto y, de rebote, se previene el riesgo de incontinencia urinaria (principalmente en el tercer trimestre y en el posparto), entre otras ventajas.

Sin duda, realizar ejercicio aporta grandes beneficios a la futura madre. Le mejora la salud en general, por la activación del sistema respiratorio y cardiovascular del que hablábamos; le reduce la posibilidad de sufrir **diabetes gestacional**, muy común en las embarazadas; le mejora el tránsito intestinal; le aporta más fuerza, ya que un poco de ejercicio activa la energía y expulsa a la gestante de su crónica fatiga diaria, y ese aporte extra de energía le conlleva un salto cualitativo a la hora de descansar, ya que tras realizar un poco de ejercicio la mayoría de mujeres embarazadas suelen dormir mejor por la noche y levantarse más descansadas a la mañana siguiente.

Pero también resulta saludable para el bebé. Según varios estudios, la realización de ejercicio durante el embarazo mejora la salud cardiovascular del feto. Además, hay algunos estudios que apuntan a que los bebés de las madres que han hecho ejercicio nacen con menor peso, soportan mejor el estrés del parto e incluso se recuperan más rápidamente de él.

Habrá situaciones en que el médico pueda prohibir totalmente cualquier ejercicio, por ejemplo ante una **placenta previa** en el tercer trimestre (cuando la placenta no está bien colocada en el útero, de forma que cubre todo o parte del orificio interno del cuello uterino), o ante enfermedades cardiovasculares, etc. Sea como sea, antes de realizar cualquier tipo de ejercicio es recomendable consultarlo antes con el facultativo, para que valore cada caso y cada deporte o ejercicio que se desea realizar.

21 / 100

SOBREPESO

Situación que alcanza un adulto cuando su índice de masa corporal (IMC) está entre 25 y 29,9. Para poder calcular el IMC, basta con dividir el peso (en kg) por la estatura (en metros) al cuadrado. Por ejemplo: IMC = 90 kg / $1,80^2$ m = 27,7.

Cuando una mujer se queda embarazada, en la primera visita al médico el facultativo valora su estado nutricional, le calcula el IMC pregestacional y le ayuda a establecer un plan para controlar el incremento de peso que inevitablemente se irá produciendo. Si el IMC está por debajo de 20, se tiene un peso muy bajo, por lo cual al final del embarazo se deberán haber ganado entre 12 y 18 kilos (0,5 kg por semana, más o menos). Si el IMC pregestacional está entre 20 y 24,9, significa que se está dentro de los baremos saludables, por lo cual se terminarán ganando entre 11 y 16 kg (0,4 kg por semana, de media). Si el IMC pregestacional está entre 25 y 29,9, hay sobrepeso, con lo que el aumento de peso final oscilará entre los 7 y los 11 kg (0,3 kg semanales de media). Si el IMC pregestacional supera el 30, se trata de un caso de obesidad, y el aumento final no deberá superar los 7 kg (0,2 kg por semana de media). Evidentemente, en los casos de sobrepeso y obesidad la dieta a seguir deberá ser controlada por un profesional.

En general, la mayoría de madres obesas o con sobrepeso tienen un embarazo sin problemas y terminan dando a luz unos bebés muy sanos. Sin embargo, no puede obviarse que la alimentación repercute en la salud tanto de la madre como del bebé y que, por tanto, un exceso de peso durante el embarazo sólo va a comportar inconvenientes. La madre tiene mayor probabilidad de sufrir **diabetes gestacional** e hipertensión, y el bebé está un poco más expuesto a la muerte perinatal o a sufrir malformaciones. Otros inconvenientes, aunque menores, están relacionados con las consecuencias físicas propias del sobrepeso: mayor fatiga, dolor de espalda, incomodidad general al realizar cualquier tipo de movimiento, varices, sensación de estar hinchada, acidez de estómago, etc. Además, los partos de madres obesas suelen ser más largos y complicados que los de una madre con un peso adecuado o un ligero sobrepeso, ya que el feto suele ser mucho mayor que el promedio. Y si al final hay que practicar una cesárea, un abdomen muy grande puede complicar tanto la cirugía como la posterior recuperación.

Por otro lado, también existe la posibilidad de que la madre esté por debajo del peso adecuado, en ese caso los riesgos se relacionan con un retraso en el crecimiento intrauterino, un bajo peso del bebé al nacer y la muerte perinatal.

Sin embargo, pese a tantos riesgos, no hay que asustarse. Simplemente hay que tomar conciencia de la importancia de la nutrición, tanto en el embarazo como en la vida misma, y llevar un buen control de la **dieta** (y si además se realiza un poco de **ejercicio**, mejor que mejor). De este modo, todos los riesgos aquí descritos se verán mitigados o, incluso, desaparecerán.

22 / 100

ADICCIONES

Hábitos de quien se deja dominar por el uso de alguna o algunas drogas tóxicas.

Sabedores de las consecuencias negativas que tiene sobre una persona cualquier tipo de adicción, ya sea a drogas blandas, como el tabaco o el alcohol, o a drogas duras, como la cocaína o la heroína, nos centraremos aquí en las consecuencias que recaen principalmente sobre el feto.

El TABACO es una de las adicciones más extendidas. Cada vez que una mujer embarazada se fuma un cigarrillo, aporta a su organismo y al de su futuro bebé sustancias perjudiciales como nicotina, alquitrán o monóxido de carbono, entre otros.

Entre las consecuencias del tabaco sobre el feto se hallan: retraso de crecimiento fetal, lo que comportará bajo peso al nacer; muerte perinatal; parto prematuro; aborto, y una de las complicaciones más graves durante el parto, desprendimiento prematuro de la placenta, entre otras. Algunos estudios han relacionado el tabaquismo de la madre con la muerte súbita del recién nacido, y también con el sobrepeso del niño en el futuro.

Evidentemente, la mejor recomendación para evitar tales riesgos es no fumar. Aun así, si resulta imposible dejar el tabaco, se recomienda no superar los 10 cigarrillos al día, que se deberán fumar en tiempos lo más espaciados posible y, a poder ser, nunca con el estómago vacío. Sin embargo, esta cantidad no elimina las posibilidades de sufrir algunas de las consecuencias descritas, sólo las reduce.

La MARIHUANA, como muchas veces se combina con el tabaco para su consumo, presenta las mismas contraindicaciones que éste más las suyas propias, como síntomas neurológicos centrales y alteraciones del comportamiento (hiperemotividad o disminución de la capacidad de aprendizaje). A la vez, durante la lactancia la madre puede ver reducida su producción de leche.

El ALCOHOL es otra de las adicciones más comunes en nuestro país.

Un grado alto de adicción al alcohol puede provocar en el feto: alteraciones del sistema nervioso (retraso psicomotor, problemas futuros de conducta como la agresividad), malformaciones (en el corazón, en los huesos, microcefalia, etc.), retraso de crecimiento uterino, etc.

Hay que tener en cuenta que el alcohol se metaboliza más lentamente en el cuerpo del feto, de modo que permanece en él durante más tiempo. Por tanto, la recomendación más saludable es reducir a cero el consumo de alcohol.

Con la COCAÍNA ya entramos propiamente en las drogas duras, mucho más adictivas. Su consumo durante el embarazo puede provocar: parto prematuro, aborto, desprendimiento prematuro de la placenta, hipertensión arterial en la madre y **preeclampsia**. Y propiamente en el futuro bebé: crecimiento intrauterino retardado, alteración del desarrollo cerebral, etc. Además, hay que saber que consumir heroína o metadona produce en el bebé un síndrome de abstinencia con irritabilidad y convulsiones.

La buena noticia de todo ello es que la futura madre no debe sufrir por si sus adicciones del pasado van a afectar a su bebé. Porque no es así. Al feto sólo le afectará todo aquello que reciba a partir de su fecundación. Un buen motivo, pues, para intentar superar (o al menos reducir) cualquier adicción. Sin duda, la salud del futuro bebé saldrá muy beneficiada.

De todos modos, si la gestante sufre una gran dependencia de su adicción, lo más adecuado será ponerse en manos de profesionales para que le ayuden a superarla.

23 / 100

SANGRADO

Pérdida de sangre por vía vaginal.

Durante el embarazo hay que estar alerta ante cualquier tipo de sangrado vaginal. Aunque se pueda producir por motivos que no afectan al feto, como pequeños traumatismos tras mantener relaciones sexuales, por algún tipo de infección urinaria, por la inflamación del cuello del útero o por alteraciones en la placenta (como la **placenta previa**), por ejemplo, bien es cierto que se trata de un síntoma que debe examinarse lo más pronto posible para descartar posibles complicaciones importantes relacionadas con el embarazo, ya que un sangrado vaginal puede ser también un síntoma de que se ha producido un aborto o de que hay una amenaza de que se produzca. O también puede alertar de la posibilidad de que se haya producido un **embarazo ectópico**. Si el sangrado alerta de una amenaza de aborto, no está todo perdido, aunque seguramente habrá que tomar muchas más precauciones, como prescindir de las relaciones sexuales, descansar muchas más horas al día (incluso dejar de trabajar) o realizar un mayor seguimiento médico de la evolución del feto. Por desgracia, en caso de aborto o embarazo ectópico resulta imposible salvar al feto, en el primer caso porque ya ha fallecido y, en el segundo, porque se debe interrumpir el embarazo.

Sin embargo, para evitar alarmas innecesarias es preciso aclarar que en un embarazo normal es muy común sufrir algunas pérdidas de sangre, especialmente en el primer trimestre. Algunas mujeres las sufren de forma esporádica y otras durante todo el embarazo; algunas pierden sangre más bien rosada o pardusca y otras de un color rojo intenso, pero en la mayoría de casos el embarazo sigue su curso y se termina dando a luz a unos bebés perfectamente sanos.

Por otro lado, tampoco hay que restarle importancia. Aunque el médico siempre debe estar al corriente en caso de que se produzca cualquier tipo de sangrado vaginal, la situación se torna en urgente cuando estas pérdidas van acompañadas de contracciones o de sangre abundante o de color rojo brillante.

Una vez en el médico, seguramente una ecografía ayudará a aclarar la situación, pero en ciertos casos será preciso realizar más pruebas.

24 / 100

DIABETES GESTACIONAL

Nivel elevado de glucosa en sangre debido a una deficiencia en la función de la insulina y que, como su nombre indica, aparece durante el embarazo (y suele desaparecer después del parto).

Aunque hay algunos síntomas que pueden alimentar la sospecha de padecer diabetes gestacional, como el aumento de la cantidad y la frecuencia en las micciones, tener mucha sed o sentirse muy cansada, éstos no son determinantes, y además se pueden confundir con algunos de los síntomas clásicos de un embarazo normal. Por ello, entre las semanas 24 y 28, de forma rutinaria se realiza a todas las embarazadas el test de O'Sullivan (o prueba del azúcar), para descartar o confirmar tal posibilidad. Este test también se realiza durante el primer trimestre a aquellas mujeres que presentan mayores factores de riesgo: obesidad, edad avanzada, diabetes gestacional en un embarazo anterior, parto previo de un bebé de más de 4 kg, antecedentes familiares, etc. El test se basa en la determinación de la glucemia (nivel de glucosa en sangre) después de media hora de la administración oral de un líquido que contiene 50 g de glucosa. Si el nivel es de 140 mg/dl o superior, se sospecha de diabetes gestacional. Para confirmarlo, se realiza el test de sobrecarga oral de glucosa, en el que, tras estar en ayunas, se determina la glucemia de la madre y, a continuación, ésta se toma por vía oral 100 g de glucosa. Posteriormente, se vuelven a determinar los valores de glucosa a la hora, a las 2 horas y a las 3 horas.

Bajo un buen control y una **dieta** equilibrada que, sin duda, deberá aprobar el médico, la diabetes gestacional no supone ningún peligro para la madre ni para el feto. Sin embargo, una diabetes gestacional desbocada, con demasiado azúcar corriendo por las venas de la madre, puede comportar varios riesgos para ambos. En primer lugar, la madre puede desarrollar problemas de hipertensión (**preeclampsia**) y aumenta la probabilidad de parto por **cesárea**. Por su parte, el recién nacido, además del riesgo de presentar un peso excesivo al nacer, con lo que se complicaría el parto, tiene muchas posibilidades de sufrir una brusca bajada de la glucemia tras el parto, ya que el excesivo nivel de glucosa en la sangre materna deja de afectarle de forma abrupta al cortar el cordón umbilical. Además, también puede presentar ictericia neonatal.

Para evitar todos estos riesgos, además de seguir una buena dieta y practicar cierto **ejercicio** semanal (todo verificado siempre por el médico), la gestante con diabetes deberá controlar el nivel de glucosa en sangre mediante un kit de análisis que se puede adquirir en cualquier farmacia. De este modo podrá llevar su propio control desde casa, viendo en qué valores se encuentra después de cada ingesta, y registrándolos todos para así poder enseñárselos luego al médico para que éste haga sus valoraciones.

25 / 100

HEMORROIDES

Según el *Diccionario de la Real Academia*, una variz es una dilatación permanente de una vena causada por la acumulación de sangre en su cavidad. Pues bien, una hemorroide es una variz en el ano o en la parte final del recto.

A medida que va avanzando el embarazo, el volumen de sangre que circula por el cuerpo de la mujer va aumentando semana a semana. Ese mayor flujo, unido al incremento de volumen que sufre la zona pélvica a medida que el feto va ocupando más espacio en el útero, dificulta la circulación venosa de retorno hacia el corazón y provoca un aumento de presión en las venas de esa zona, con lo que se acaba congestionando la zona anal y aparecen las primeras hemorroides. Y si no aparecen durante el embarazo, en muchos casos aparecen en el momento del parto, ya que, de nuevo, se expone toda la zona pélvica a una gran presión. El caso es que, de media, una de cada dos mujeres embarazadas termina sufriéndolas.

Las hemorroides producen molestias, picores, sangrado al hacer de vientre o sensación de pesadez. Pero si el dolor es muy intenso se deberá consultar urgentemente con un médico, porque podría tratarse de un coágulo o trombo en una vena, o de un prolapso de una hemorroide.

Aunque las hemorroides tienden a desaparecer unos días después de dar a luz, hay varios consejos para intentar prevenir, aliviar o mitigar su molesta y dolorosa presencia.

Para prevenirlas, ante todo debe evitarse el estreñimiento, ya que éste puede ser tanto el causante como el agravante de las hemorroides. Para ello, nada como incluir en la **dieta** diaria (que ya de por sí debe ser equilibrada) una buena dosis de fibra (fruta y verduras frescas, cereales y pan integral, legumbres y frutos secos...) y excluir tanto los alimentos refinados (arroz blanco, azúcar blanco…) o elaborados con productos refinados (pan, bollería…) como los picantes (guindilla, pimienta…). Si además se consigue regar la dieta con buenas dosis de agua o zumos naturales de frutas o verduras, siempre atentas a la sed, sin duda el mejor indicador, la batalla está ya casi ganada. Sólo falta añadir un poco de **ejercicio** diario, como un paseo de 10 o 20 minutos, y establecer una buena programación para ir al baño, por ejemplo siempre después de las comidas, cuando el intestino está más activo (además, los ablandadores de heces, si se necesitan, ayudarán a aliviar los síntomas).

Otra forma de prevenirlas es realizando los **ejercicios de Kegel** y también intentando aliviar la presión de la zona pélvica cuando se pueda (durmiendo de lado, permaneciendo poco tiempo sentadas en el baño, etc.).

Para aliviar las hemorroides, existen muchas cremas en el mercado para tal fin, aunque antes de usarlas es necesario consultar previamente con el médico, ya que éstas serán absorbidas por la piel y la sangre de la madre y, por tanto, pueden terminar llegando al feto. Además, los corticoides presentes en la mayoría de estas cremas pueden producir atrofia cutánea, especialmente si se usan durante un tiempo prolongado. Otro buen remedio es realizar baños de asiento con agua fría un par de veces al día o aplicarse durante un ratito compresas de hielo. Sin duda, existen un sinfín de remedios caseros para mitigar el escozor o dolor de las hemorroides, pero no todos son tan eficaces o adecuados como deberían. Para evitar daños peores, hay que consultar siempre con el médico cualquier remedio que se vaya a aplicar.

26 / 100

TOXOPLASMOSIS

Enfermedad infecciosa producida por un parásito llamado *Toxoplasma gondii.*

Si la enfermedad se contrae fuera del embarazo, es prácticamente asintomática, o presenta como mucho unos leves síntomas parecidos a los de un resfriado. Sin embargo, si una gestante se ve infectada por este parásito corre el riesgo de ocasionar graves lesiones en el feto (ceguera, sordera, retraso mental...) o provocar un aborto o un parto prematuro. Si la embarazada sufre la enfermedad en la primera mitad del embarazo, el riesgo de transmitirla al feto es poco elevado, pero si esto ocurre la afectación será grave. Sin embargo, hacia el final del embarazo el riesgo de transmitirla al feto es mucho más elevado, pero los trastornos que ocasiona son menos graves.

El parásito infeccioso suele estar presente en aves (gallinas, palomas...) y mamíferos (perros, gatos...). Por tanto, es importante restringir el contacto con estos animales durante el embarazo. La mayor precaución, sin embargo, hay que tenerla con los gatos, pues son la fuente más frecuente de contagio, sobre todo aquellos más callejeros, que cazan ratones u otros animales que pueden estar infectados: el parásito pasa a las heces de estos felinos y allí sobrevive alrededor de un año. Eso significa que durante la gestación no sólo habrá que mantenerse alejadas de los gatos, sino que habrá que evitar a toda costa el contacto con sus heces y con todo aquello que éstas hayan tocado. O sea que nada de cambiarle la arena al gato o de recoger sus heces, ni tampoco nada de tocar la tierra de los parques infantiles, ya que también puede estar infectada por heces de gatos.

Por otro lado, también es posible contraer la toxoplasmosis si se ingieren hortalizas que no se hayan lavado debidamente (lo recomendable es hacerlo con un buen desinfectante alimentario) o si se come carne cruda o no suficientemente hecha. Las verduras han podido infectarse al entrar en contacto con heces contaminadas, y los animales al comerse esas verduras. Respecto a las hortalizas, no será necesario desinfectarlas si se van a pelar (zanahorias, cebollas, patatas...) o si se van a cocer. Sobre la carne, es mejor tomársela siempre bien cocida, y evitar comer embutido como el chorizo, el salchichón o el jamón serrano, que pueden sustituirse por jamón de York o fiambre de pavo, por ejemplo, que ya están cocidos. El pescado crudo (como el *sushi*) no transmite la toxoplasmosis, aunque sí puede transmitir otro tipo de parásitos, como el anisakis, o sea que mejor prescindir de ello durante el embarazo.

Si pese a todas las precauciones la gestante resulta infectada con el parásito de la toxoplasmosis, se le recetará un tratamiento farmacológico para reducir así la posibilidad de pasarle la enfermedad al feto.

Por otro lado, especialmente si se ha vivido mucho tiempo con gatos, es posible que la madre ya haya pasado una vez la enfermedad. Eso significa que no hay riesgo de volverse a infectar, pues es una enfermedad que sólo se pasa una vez. Tras la primera infección, que, como decíamos, puede pasar totalmente inadvertida, el cuerpo genera anticuerpos que evitarán de por vida una recaída.

En la primera visita, a todas las embarazadas se les realiza un control para determinar el nivel de anticuerpos frente a este parásito. En caso de ser negativo (es decir, en caso de no estar inmunizadas), aparte de extremar las medidas preventivas, posteriormente se irán realizando nuevos controles serológicos.

27 / 100

PREECLAMPSIA

Patología del embarazo cuyo origen aún se desconoce y que se manifiesta principalmente por hipertensión arterial, asociada a la pérdida de proteínas por la orina. También se puede presentar hinchazón de manos, tobillos o cara, con aumento de peso excesivo no relacionado con la dieta. Y, en fase más avanzada: jaquecas, visión doble o borrosa, hiperreflexia o dolor abdominal.

Muchas veces la preeclampsia se detecta al tomar la tensión arterial en alguno de los controles prenatales, sin que existan otros signos. De ahí la importancia de cumplir todos los controles de salud, porque es una de las causas más importantes de muerte materna y de patología fetal.

La mala noticia es que esta complicación sólo se cura dando a luz, aunque también existen tratamientos que ayudan a controlarla durante un tiempo limitado. La buena noticia, o menos mala, es que no suele aparecer hasta el tercer trimestre del embarazo (en mujeres mal nutridas desde hace tiempo puede aparecer antes, pero no es muy habitual). Eso significa que, en cuanto aparece, rápidamente se comprueba (además de los signos de bienestar fetal y el estado de la circulación maternofetal) el grado de madurez del feto para ver si ya se puede inducir el parto. Si el bebé aún no está suficientemente maduro (si es menor de 34 semanas), se aplican los tratamientos adecuados para intentar ganar días y que el feto vaya madurando. Pero si es preciso realizar un parto prematuro, se administrarán corticoides para acelerar la maduración pulmonar del bebé. Otro de los tratamientos básicos es el reposo absoluto de la embarazada, a fin de hacer descender la presión arterial y mejorar el flujo de sangre hacia el bebé.

Si la preeclampsia no es muy grave, la madre podrá seguir en su casa, aunque deberá acudir periódicamente al médico para controlar su evolución y el estado del feto. Si el caso ya es más grave, deberá ser hospitalizada para tenerlos monitorizados (mamá y bebé) en todo momento, y también para administrar medicamentos a la madre que le disminuyan la presión arterial y, si es necesario, corticoides para madurar el pulmón fetal, como acabamos de decir. La inducción al parto se realizará en alguno de los próximos 2-3 días.

El riesgo de preeclampsia es más elevado en el primer embarazo, y también aumentan las posibilidades de padecerla si la mujer no se alimenta debidamente, si sufre diabetes o alguna enfermedad renal, si normalmente tiene la presión alta, si su embarazo es múltiple, si tiene menos de veinte o más de cuarenta años, si mide menos de 1,60 m de altura, si hay obesidad previa, si padece migrañas o si ya ha padecido preeclampsia en un embarazo anterior.

Para reducir el riesgo de aparición, se recomienda alimentarse correctamente, con una adecuada ingesta de vitaminas y minerales, y una especial atención a la incorporación a la dieta de magnesio (soja, almendras, germen de trigo...) y antioxidantes (aguacate, col, cítricos...). Aunque realmente no se conoce ninguna forma de prevenir la preeclampsia, excepto, claro está, el control médico estricto desde el comienzo del embarazo.

Cuando una preeclampsia no se detecta a tiempo o no se controla debidamente, se corre el riesgo de que derive en una eclampsia. Se trata de un estado muy grave que requiere un tratamiento de emergencia para controlar las convulsiones de la madre, su principal síntoma, y reducir la tensión arterial. Una vez calmadas las convulsiones, pasada la crisis, y si la hipertensión no cede, se procede al parto.

28 / 100

PLACENTA PREVIA

Situación en que la placenta cubre total o parcialmente la parte inferior del útero, de modo que impide la salida del bebé en el momento del parto.

La placenta es un órgano vital para el crecimiento y la protección del feto, ya que a través de ésta el bebé recibe nutrientes, oxígeno y ciertas hormonas. Además, la placenta ayuda a eliminar los deshechos que produce el bebé, en especial el anhídrido carbónico, y lo protege contra agentes externos, como gérmenes infecciosos.

La placenta empieza a formarse en el mismo momento en que el embrión se implanta en la pared uterina. Aunque durante el embarazo la placenta permanece siempre adherida en el mismo sitio, se desplaza debido al crecimiento paulatino del útero. Al principio del embarazo la placenta suele estar en la parte inferior, pero gracias a la dilatación y el crecimiento del útero se va desplazando poco a poco hasta la zona superior. Sin embargo, si llegado el momento del parto la placenta sigue en la zona inferior y tapa parcialmente el orificio interno del cuello uterino, se habla de PLACENTA PREVIA PARCIAL. Si lo tapa completamente es un caso de PLACENTA PREVIA COMPLETA. Existe un tercer caso, la PLACENTA MARGINAL, donde la placenta está al lado del cuello uterino pero sin cubrirlo.

Realmente, durante el embarazo se diagnostican bastantes casos de placenta previa, pero esta situación no resulta un verdadero problema hasta que se acerca el momento del parto. Para cuando esto ocurre, en la mayoría de casos la placenta ya ha corregido su posición y ha dejado abierto el canal del parto. En los pocos casos en que se diagnostica una placenta previa en el tercer trimestre de embarazo, si no hay más complicaciones, lo único que hay que saber es que el bebé nacerá sí o sí por cesárea, ya que el parto vaginal está completamente descartado por inviable.

Entre las complicaciones que se pueden dar está la de sufrir pérdidas de sangre, normalmente indoloras. Si se da el caso, normalmente el médico ordena mucho reposo, guardar cama y no mantener relaciones sexuales. Durante el tiempo que falte para dar a luz se realizará un cuidadoso seguimiento de estas pérdidas, pues puede sobrevenir un **sangrado** importante que requiera ingreso urgente. Otra complicación que suele provocar la placenta previa es un parto prematuro, por lo que habrá que estar muy atentos a tal posibilidad. En caso de que se haga evidente un parto prematuro, y dependiendo de la madurez del feto, a la embarazada se le administrarán corticoides para acelerar la maduración pulmonar del bebé.

La placenta previa suele detectarse en la segunda **ecografía**, entre las semanas 18 y 22, y normalmente se produce en mujeres mayores de treinta años que ya han tenido un parto anterior o que han sufrido algún tipo de cirugía uterina, como un raspado tras un aborto o una **cesárea**. Un **embarazo múltiple** o ser fumadora también son factores que aumentan el riesgo de padecerla. Por tanto, aparte de no fumar, son pocas las cosas que se pueden hacer para prevenirla.

29 / 100

PREPARACIÓN AL PARTO

Curso para ayudar a los futuros papás a afrontar el embarazo, el parto y el posparto con el máximo de formación teórica y práctica posible.

Los cursos de preparación al parto son organizados tanto por la sanidad pública (normalmente cada centro de salud o ambulatorio cuenta con el suyo propio, coordinados e impartidos por una **matrona**) como por centros privados. En el primer caso son totalmente gratuitos; en el segundo caso no, aunque la mayoría están financiados total o parcialmente por los seguros médicos (por tanto, habrá que consultar con el propio seguro médico si cubre o no esta eventualidad).

El inicio de los cursos y la información que se da en ellos dependen en gran medida de la propia matrona que los organiza, de modo que entre un centro de salud y otro puede haber ciertas diferencias. En todo caso, lo normal es empezar a informarse a principios del segundo trimestre, de este modo aún hay tiempo de reacción en caso de que el próximo curso que se vaya a iniciar esté ya al completo (algo que suele pasar sobre todo en las grandes ciudades). Es recomendable empezar el curso no más tarde del séptimo mes, para que así la embarazada tenga tiempo suficiente para asistir a todas las clases sin prisas. (Si por ejemplo el curso se organiza en 1 sesión semanal durante 12 semanas, el curso se tendría que iniciar antes de la semana 30 para no llegar a las 42 semanas sin haber terminado el curso.)

Respecto a la información que se da en ellos, se podría decir que básicamente todos los cursos se dividen en una parte teórica y otra práctica. Aunque en la parte teórica se tratan temas sobre el propio embarazo (cambios físicos y psicológicos, alteraciones hormonales, principales incomodidades y cómo solucionarlas o aliviarlas, **dieta**, identificación de los signos y síntomas de alerta, etc.) y el posparto (cuestiones relacionadas con el **puerperio**, la lactancia, el cuidado del bebé, etc.), sin duda la mayor parte del contenido se centra en el parto: síntomas previos, las distintas fases del parto, cuándo ir al hospital, posibles complicaciones, uso de anestesia, alternativas a la **epidural** y un larguísimo etcétera. Por su lado, en la parte práctica se aprenden los ejercicios de **respiración** para aliviar el dolor de las **contracciones** y seguir oxigenando al bebé, los **ejercicios de Kegel** para reforzar la zona perineal, ejercicios de relajación y alguna que otra técnica dirigida a la pareja, para que ésta pueda ayudar a la embarazada a aliviarle los dolores del parto, entre otras muchas cosas.

Como decíamos, el contenido puede variar según la matrona que organice el curso, pero, más allá de la información que ésta decida incluir en su temario (algo que fácilmente se puede consultar al realizar una visita al centro de salud propio), el valor añadido que aporta la asistencia a uno de estos cursos es la posibilidad de poder expresar todas las dudas y **miedos** que inquietan a la pareja, que como suele suceder son muy comunes a las del resto de participantes. Poder expresarse y ser atendidos ayuda a las parejas a afrontar de otra manera su embarazo, su parto y su futura paternidad, desde el conocimiento y alejándose de clichés, mitos o informaciones obsoletas. También resulta de ayuda escuchar las opiniones de otras embarazadas o sus experiencias previas, si éste no es su primer hijo, pues ayuda a ver las cosas desde otras perspectivas.

La asistencia a los cursos de preparación es voluntaria, pero desde luego es muy recomendable realizarlos. En la sociedad en que vivimos, da la sensación que se dejan de lado ciertos aspectos que se consideran naturales, como el dar a luz o educar a nuestros hijos, por ejemplo, entendiéndose que, como se ha hecho siempre, son cosas que cualquiera puede hacer, o que con cuatro consejos de una familiar o amiga ya todo queda resuelto. Pero no es así, dar a luz a un bebé (y ya no digamos criarlo y luego educarle) es un acto que, en su sencillez, está repleto de complejidades, tanto físicas como psicológicas. No hay que desestimar, por tanto, la formación y ayuda que puede aportar una profesional experimentada como una matrona en un acto de tanta trascendencia para el resto de la vida.

30 / 100

PLAN DE PARTO

Documento a través del cual la pareja hace saber al personal sanitario cómo desean que se lleve a cabo su parto. No se trata de ningún contrato, ni tampoco de un documento que esté por encima de las decisiones de los profesionales en el momento del parto o de la política del hospital en concreto. Eso significa que tanto el personal sanitario como el hospital seguirán las pautas marcadas en el plan únicamente cuando sea posible.

Cada vez más, y gracias a la acción de **matronas**, **doulas** o asociaciones como El Parto Es Nuestro, más mujeres toman conciencia de la importancia del acto de dar a luz y, en lugar de quedarse a merced de lo que diga y mande en todo momento el personal sanitario, deciden tomar las riendas y ser un elemento activo, y protagonista, en el momento del parto.

En el plan de parto la pareja va a reflejar todas aquellas cosas que desean que se tengan en cuenta en el momento de su parto. Por ejemplo, que desean crear una zona de parto agradable y cómoda, con música tranquila, luz tenue y algunas velas aromáticas; que para la dilatación les gustaría disponer de una pelota de dilatación y de una ducha; que les gustaría parir sin **epidural** y sin **oxitocina**, o usar un espejo para que la parturienta pueda seguir y centrarse en la expulsión del bebé; que querrían que al nacer el bebé le dejaran latir el **cordón umbilical** antes de cortarlo (algo que forma parte del protocolo de muchos hospitales, pero más vale confirmarlo), y un larguísimo etcétera que abarca todos los procesos del parto. La lista de preferencias puede ser larguísima. Como ejemplo, se puede seguir el que aporta el Ministerio de Sanidad español:

http://www.msssi.gob.es/organizacion/sns/planCalidadSNS/pdf/equidad/planPartoNacimiento.pdf

Una vez elaborado el plan de parto, se deberá llevar al hospital para comentarlo con la matrona. Este paso suele hacerse en el tercer trimestre del embarazo. En este momento, la matrona informará a los futuros padres de qué cosas permite o dispone el hospital. Por ejemplo, si permite o no la entrada del padre en el quirófano en caso de cesárea, si disponen de ducha o de cualquier otro material que se desee para la dilatación, etc. Este cara a cara es muy importante para esclarecer cualquier duda sobre el tema y también cerciorarse de que el hospital puede cumplir con todos o con la mayoría de los deseos expuestos. Si no es así, aún se está a tiempo de cambiar de hospital. En todo caso, lo que siempre va a dejar muy claro la matrona es que en cualquier momento, por cuestiones de salud, el personal sanitario podrá pasar por alto los deseos de la pareja y aplicar su criterio. Es decir, que en el plan de parto se puede pedir por ejemplo que no se use oxitocina, pero si en el momento de la dilatación el tocólogo o la matrona lo consideran imprescindible se va a usar. Todo pensando siempre en la salud de la parturienta y el futuro bebé.

Después de haber entregado y comentado el plan de parto con el hospital, no estará de más disponer de unas cuantas copias del plan para el día en que vaya a nacer el bebé. Aunque en los hospitales se archivan debidamente los planes de parto y están al alcance de la matrona que esté de guardia en ese momento, siempre resulta útil llevar alguna copia encima por si ésta se ha extraviado, por si aparece más personal médico por la sala de dilatación que no está debidamente informado, o incluso para que el futuro padre, **doula** o acompañante puedan refrescar su memoria sobre los deseos expuestos.

El plan de parto es un documento esencial para tender puentes entre la parturienta y el personal sanitario del hospital, para ponerse de acuerdo y hacerse entender. Dar a luz es un acto muy especial y personal, único. El plan de parto ha de ser un reflejo del modo en que la futura madre desea afrontar ese momento, por eso es muy recomendable tomárselo en serio y dedicar el tiempo necesario para reflexionar y redactarlo.

31 / 100

BRAXTON HICKS

Contracciones uterinas, normalmente indoloras, que se producen durante todo el embarazo.

A lo largo del embarazo se van incrementando el número de fibras musculares de la zona uterina. Para que estas fibras estén preparadas para realizar su labor de forma eficaz cuando llegue el parto, el cuerpo las va ejercitando en forma de contracciones, las va entrenando para que sean capaces de abrir el cuello y de ayudar a expulsar el bebé: son las contracciones de Braxton Hicks.

Al principio del embarazo puede ser que no se perciban, y menos aún si se es primeriza, pero a medida que éste vaya avanzando van apareciendo de vez en cuando, especialmente a partir del tercer trimestre. Cuando aparecen se percibe un endurecimiento que empieza en la parte superior del útero y que va descendiendo gradualmente hasta que desaparece. Externamente se manifiestan contrayendo la barriga, que se pone dura como una piedra. No suelen durar mucho más de 20 o 30 segundos. Aparte de indoloras, las contracciones de Braxton Hicks son irregulares y desaparecen tras un cambio de posición (moviéndose si se estaba quieta, o relajándose si se estaba en movimiento).

Un buen consejo para minimizar la aparición de este tipo de contracciones es mantenerse bien hidratada.

32 / 100

MIEDO

Sin duda, a medida que va acercándose cada vez más el final del embarazo empieza a aparecer o a acrecentarse esa perturbación angustiosa del ánimo que llamamos *miedo*. Por sí mismo, el miedo no es malo, pues pone en guardia a las personas ante nuevas experiencias o retos, pero temer en exceso conduce a un miedo paralizador que en nada ayuda a superar, y mucho menos disfrutar, vivencias tan trascendentales como el embarazo, el parto o el hecho de convertirse en padres.

Durante el embarazo es posible que hayan surgido algunos temores en relación, sobre todo, a la salud del feto y también de la gestante (pues una condiciona la otra). Quizá durante los primeros meses exista cierto temor también hacia el aborto, muy común en una sociedad en la que las mujeres deciden quedarse embarazadas cada vez más tarde, lo que aumenta las dificultades de concebir un hijo y también la probabilidad de luego perderlo. También pueden surgir temores sobre si, junto con su pareja, sabrán ser unos buenos padres, o sobre si podrán dedicarle el suficiente tiempo, o si dispondrán del suficiente dinero, etc., etc. Temores todos muy propios del ser humano, al menos en la sociedad en que vivimos.

Sin embargo, uno de los grandes miedos que experimenta un gran número de embarazadas está relacionado directamente con el momento del parto. Y es que a la futura madre no se lo han puesto fácil, puesto que, desde que era pequeña, tanto la literatura como el cine y la televisión le han aportado ejemplos, la mayoría de las veces muy exagerados, de mujeres que, al hilo de la famosa cita bíblica, sufren al parir. ¡Y de qué manera!: chillidos, broncas, cambios de voz como si estuvieran poseídas por el diablo, esfuerzos sobrehumanos... ¿Alguien se acuerda de haber visto alguna vez en televisión un parto con una mujer centrada en el proceso, feliz de estar allí pese al dolor de las contracciones? ¿Verdad que no? Pues a esto nos referimos. Tampoco aportan mucho las batallitas (casi todo un género de literatura popular) que madres, tías y abuelas se afanan en contar a la gestante: partos interminables, dolores insoportables, largas epopeyas de resistencia y dolor centradas en el protagonismo de quien las cuenta (y que a veces, con la emoción, se exageran un poco).

Hay, por tanto, toda una cultura del miedo al parto que ha ido calando poco a poco en la sociedad y que ha conformado todo un catálogo de actitudes, sentimientos y miedos sobre lo que supuestamente hay que mostrar, sentir y expresar al dar a luz.

Nada más lejos de la realidad. Para luchar contra estas ideas preconcebidas, nada como una buena formación. Los cursos de **preparación al parto** (aparte de toda una amplia oferta de literatura especializada) ayudan mucho a desmitificar tanto histrionismo y a centrar la atención menos en el dolor (que sí lo hay, no nos vamos a engañar, aunque depende mucho de cada caso en concreto) y más en sí misma y en todo el proceso a seguir. En los cursos se aprende la teoría del proceso (rotura de aguas, **dilatación**, **contracciones**, etc.), técnicas para aliviar el dolor de las contracciones, consejos para no perder la calma, etc. Pero, sobre todo, la gestante aprende una nueva forma de afrontar el parto, que le ayudará a cambiar su actitud pasiva y miedosa ("Que me saquen al bebé cuanto antes y que no me duela. Epidural. Epidural. Epidural") por una actitud activa y consciente ("Voy a concentrarme en cada paso del parto, escuchando a mi cuerpo y a mi bebé y tomando en cada momento, no antes, las decisiones convenientes junto con mi pareja y el personal que me asiste").

Sin duda, éste es uno de los grandes secretos para superar el miedo al parto: la actitud. Desde luego que los ejercicios de relajación, los masajes y las técnicas para aliviar el dolor de las contracciones, entre otras muchas cosas, resultan de gran ayuda, pero la clave, la piedra angular, es la actitud frente al parto. Si la actitud es tensa, miedosa, reacia a pasar por el proceso a no ser que sea lo más sedada posible, difícilmente la gestante pasará por una buena experiencia de parto. En cambio, una mujer bien informada, consciente de que existen experiencias muy felices sobre el momento de dar a luz, que se sienta protagonista de su parto y que lo afronte con autoconocimiento y madurez, experimentará otro tipo de parto, más consciente y, seguramente, más feliz.

Para empezar a resintonizar con buenas experiencias de parto, se puede empezar leyendo, por ejemplo, *La nueva experiencia de dar a luz*, de Sheila Kitzinger.

33 / 100

LA MALETA

Cuando se va acercando la fecha prevista para el parto, es el momento de pensar en preparar la maleta. Normalmente se aconseja tenerla preparada más o menos hacia el octavo mes, por si el bebé se adelanta.

Antes de prepararla, resulta muy útil saber qué cosas vamos a encontrar en el hospital (pañales, toallitas, camisón, etc.), para así evitar cargar con cosas innecesarias. Se puede aprovechar la visita al hospital al ir a entregar el **plan de parto** para preguntar cuestiones relacionadas con este tema (en los últimos años de crisis, cada hospital ha realizado sus propios recortes, de modo que lo que se ofrece en algunos puede no estar disponible en otros).

En todo caso, en la MALETA DE LA MADRE debe haber: camisón (uno o dos, preferiblemente que se abran por delante si se va a dar el pecho), zapatillas cómodas, neceser (con champú, gel, desodorante, cepillo de dientes, dentífrico y cualquier otra cosa que se estime necesaria: cepillo, cremas, etc.), sujetadores de lactancia y discos protectores, braguitas (que sean de las grandes, pues deberán sujetar bien las gruesas compresas para los flujos de después del parto —loquios—) y una muda de calle para la vuelta a casa. Un secador de mano también puede resultar útil para, después de tomar una ducha, secar la cicatriz en caso de **cesárea** o la zona del perineo si ha sido un parto normal. Tampoco estará de más llevarse el sacaleches (por si se produce una congestión mamaria y es preciso vaciar el pecho, por ejemplo) y algo de literatura o música para relajarse un poco durante la estancia en el hospital.

En la MALETA DEL BEBÉ no puede faltar: pañales de recién nacido (puede que el hospital ya los facilite, pero más vale prevenir), toallitas húmedas (o, en su defecto, algodón, que deberá mojarse un poco con agua cuando haya que cambiarle el pañal al bebé), *bodies* de algodón (cinco o seis, preferiblemente abiertos, que no hayan de pasar por la cabeza) y ropa para la estancia y salida del hospital (un par de gorritos, dos o tres arrullos, ropita cómoda, unas manoplas para que no se arañe y varios calcetines o peúcos). También puede resultar necesario un chupete, pero sólo si se ha decidido no dar el pecho.

La MALETA DEL PADRE o acompañante será más pequeña, quizá con un par de mudas, un pijama, unas zapatillas y su neceser. Sin embargo, será de gran ayuda para la madre que se encargue de toda la intendencia para el momento del parto y de la burocracia previa. Por ello, podrá encargarse de llevar toda la documentación necesaria (resulta muy cómodo llevarla toda junta en una carpetita): la tarjeta de la Seguridad Social de la madre, su DNI, los últimos análisis, la cartilla de embarazada y algunas copias de su **plan de parto**, por si hay que refrescar la memoria a algún médico o a sí mismo.

Otro punto es preparar toda la infraestructura necesaria para el momento de la **dilatación** y el parto. Para el ambiente puede llevar música tranquila (o sea, que hay que tener las listas de reproducción bien preparadas y la batería del reproductor a tope) y velas aromáticas. Para los cuidados de la gestante, su almohada preferida para que se sienta más cómoda, aceites esenciales para darle un buen masaje cuando lo precise, caramelos sin azúcar para evitar la sequedad de boca, calcetines y unas zapatillas cómodas por si le apetece andar durante la dilatación (normalmente muy recomendado). Para aliviar los dolores de las **contracciones**, puede llevar el **TENS** (principalmente para las primeras contracciones, luego no surte tanto efecto), paños húmedos congelados (alivian mucho la zona lumbar) o alguno de los productos que se venden para tal fin, como los cinturones compresivos, que también pueden ponerse en el congelador, entre otros. Para llevar el control del ritmo de las contracciones, el acompañante no puede olvidarse del reloj o de un cronómetro, más un papelito y un boli donde anotar la evolución, si se considera necesario (también existen aplicaciones para móvil que facilitan esta tarea). En algunos casos, el momento de la dilatación puede requerir muchas horas y esfuerzo, por lo que no estará de más llevar un poco de comida por si a la gestante le entra hambre o se siente floja: un poco de fruta o frutos secos, por ejemplo, o unas barritas de muesli pueden ser muy bien recibidas tras horas de paseo pasillo arriba y abajo. Para el momento del parto, no debe olvidarse la cámara de fotos o la videocámara, si el hospital lo permite. Tras el parto, que no le falte el móvil, ¡para poder comunicar la buena noticia a amigos y familiares! Y, para cuando se prepare el regreso a casa, no puede faltar la sillita del coche homologada para bebés (maxicosi, cuco...). ¡Hay que estar en todo!

34 / 100

MÉTODOS INDUCTIVOS

Forma natural o artificial de desencadenar las contracciones uterinas y provocar el inicio del parto.

Cuando ya se ha superado la fecha prevista para el parto, pero el retraso aún no comporta ningún peligro para el futuro bebé, algunas matronas suelen recomendar a las embarazadas (cansadas ya de los inconvenientes del embarazo e impacientes por ver a su hijo) ciertos métodos inductivos naturales. Aunque su eficacia no ha sido científicamente probada, existen ciertos indicios y muchas experiencias de matronas y parturientas que así lo avalan. Uno de los más recomendados es HACER EL AMOR, ya que al parecer las prostaglandinas del semen facilitan la estimulación de las contracciones. Otro método es la ESTIMULACIÓN DE LOS PEZONES durante unas horas, ya que así la gestante libera oxitocina natural. Los PASEOS también se suelen recomendar, ya que se cree que el balanceo y la propia fuerza de la gravedad ayudarán al bebé a descender hasta la pelvis. Una vez el bebé presione el cérvix (la parte inferior del útero), el parto se puede desencadenar en cualquier momento. Existen otros métodos naturales (como tomar infusiones de frutos rojos, por ejemplo), pero los descritos hasta ahora son los más seguros y placenteros, de modo que si no consiguen inducir el parto al menos se habrá conseguido aportar placer y bienestar al cuerpo de la embarazada.

Sin embargo, durante el embarazo es posible que el médico recomiende en algún momento (normalmente nunca antes de la semana 34 y siempre para evitar un posible riesgo para la madre y/o el feto) inducir el parto de forma artificial.

El motivo más común para inducir un parto es porque la embarazada ha superado la semana 42 de gestación (o los 294 días desde el primer día del último período menstrual), lo que se considera un gran riesgo para el feto. Pero puede haber muchos otros motivos, como **romper aguas** de forma prematura (en este caso, la inducción se practica si pasadas 24 horas no se inician las contracciones), por problemas del feto (crecimiento retardado, muerte fetal…) o de la madre (**diabetes gestacional, preeclampsia**…), etc.

Para este tipo de inducción artificial se debe pasar por una serie de pasos, aunque según la evolución de la gestante no será necesario pasar por todos ellos. Dependiendo del estado del cuello del útero, de si está o no borrado, de su dilatación, etc., se emplean diversos métodos inductivos. El obstetra puede que pretenda provocar el inicio del proceso con la MANIOBRA DE HAMILTON (el médico introduce dos dedos por la vagina y separa las membranas del cuello del útero), pero es muy incómodo y su uso suscita controversias. Aunque no se pretende, con esta maniobra a veces se rompe la bolsa de aguas, lo cual puede acelerar el parto.

Si la maniobra de Hamilton o la rotura (accidental o premeditada) de la bolsa no consiguen que el cuerpo libere de forma natural las hormonas que inician el parto (las prostaglandinas y la **oxitocina**), éstas se administran de forma artificial, mediante farmacología.

Las PROSTAGLANDINAS introducidas en forma de gel o de óvulos vaginales se usan principalmente para madurar el cuello del útero, para ablandarlo, y en ocasiones también pueden provocar el inicio de las contracciones regulares. La OXITOCINA mediante gotero por vía endovenosa se usa si se dan condiciones favorables para que tenga éxito la inducción (según la consistencia del cuello, encajamiento de la cabeza fetal, dilatación, etc.) o si han fallado las prostaglandinas, y su finalidad puede ser iniciar las contracciones o hacerlas más fuertes. Tanto si se administran prostaglandinas como oxitocina en forma de medicación, es decir, de forma artificial, la parturienta deberá permanecer bajo control e incluso, en el caso de la oxitocina, monitorizada para ir ajustando la dosis a la respuesta del útero y del latido fetal.

Aunque las inducciones deben programarse siempre que haya un riesgo para la madre o el feto, ha habido casos de programaciones por necesidad del médico (programar el viernes porque el parto podría caer en fin de semana, por ejemplo). Aunque por suerte en España estos casos no son nada habituales, no está de más cerciorarse bien de la necesidad de practicar una inducción y no dar el consentimiento hasta entender bien las razones y los riesgos.

PARTO

35 / 100

PRÓDROMOS DE PARTO
(O PREPARTO)

Síntomas que anuncian la proximidad del parto. Esta fase, también conocida como *preparto*, suele durar más de 24 horas en las primerizas, y más de 15 horas en las embarazadas que ya tengan uno o más hijos.

Las contracciones de preparto son el principal síntoma que advierte que la hora del parto se acerca, y se caracterizan porque suelen ser irregulares en frecuencia (cada 15 minutos, cada 30...), intensidad (una vez casi ni se perciben y otra duelen un poco) y duración (10 segundos, 30 segundos...). Si la intensidad de estas contracciones va en aumento y se hacen molestas, se pueden mitigar con una ducha caliente, balanceándose sentada sobre una pelota de dilatación o dando un pequeño paseo.

Ante la duda de muchas mujeres de si sabrán diferenciar estas contracciones de preparto de las propias del inicio del parto, hay que decir que las verdaderas **contracciones** de parto son todo lo contrario: aunque cada embarazo es distinto, suelen ser mucho más intensas (o sea, dolorosas), frecuentes (cada 5 o 6 minutos) y regulares (duran unos 40 o 50 segundos). Sin embargo, también es posible que se produzcan contracciones de preparto cada 5 o 10 minutos e, incluso, que haya partos en que la mujer borre el cuello de forma inadvertida, sin haber sentido en ningún momento ninguna contracción de preparto.

En esta fase, las contracciones de preparto ayudan a "borrar" el cuello del útero (se va acortando poco a poco hasta que desaparece) y empieza su dilatación (hasta los 3-4 centímetros).[1] Como conse-

[1] Aunque pueda pensarse que estando dilatada de 3-4 centímetros ya se ha iniciado el parto, no es así, pues en este estado se puede estar unos minutos, horas e incluso días.

cuencia de esto, el tapón mucoso (una masa gelatinosa situada en el cuello del útero y que lo protege de infecciones exteriores), desprovisto de su espacio natural, se desliza hacia el exterior y aparece en la ropa interior o en el baño. Igualmente, hay que matizar que no siempre se percibe su pérdida, ni su expulsión se convierte siempre en un auténtico pródromo de parto, ya que puede que se desprenda algunos días o incluso semanas antes del parto.

Otros síntomas que pueden considerarse pródromos del parto, especialmente si van acompañados de las contracciones preparto de las que hablábamos, son los dolores en la parte baja de la espalda, el aumento de presión en la pelvis y el recto y el aumento en la intensidad y espesura de las pérdidas vaginales.

36 / 100

ROMPER AGUAS

Expulsión del líquido amniótico debido a la rotura de las membranas del saco amniótico, que se encuentra en el útero materno.

Las "aguas", pues, son el líquido amniótico, el fluido donde flota el bebé durante todo el embarazo. Está contenido dentro del saco amniótico y entre sus funciones está la de proporcionar al feto un entorno confortable y seguro, ya que le permite moverse con facilidad, y además le amortigua los estímulos externos (ruidos, luz, posibles golpes, etc.), le protege de infecciones, le ayuda a mantener estable su temperatura, independientemente de la de la madre, y lo mantiene siempre bien hidratado.

En la mayoría de los casos se rompe aguas entre las 37 semanas cumplidas y las 42 semanas de gestación, y el nacimiento suele producirse de forma natural pocas horas después. De hecho, son las propias contracciones las que suelen romper las membranas del saco amniótico, o sea que el bebé está prácticamente llamando a la puerta. Si la rotura no se produce de forma espontánea, es el propio tocólogo o la matrona quien lo hace durante la dilatación mediante un tacto vaginal y una lanceta. De este modo, la cabeza del feto baja más y ejerce mayor presión sobre el cuello del útero (lo que favorece la dilatación), y a la vez se consigue que la labor de las contracciones sea más eficaz.

Sin embargo, si la rotura de aguas se produce de forma prematura (antes de la semana 37 cumplida de embarazo) existen, entre otros, el riesgo de un parto prematuro y la posibilidad de que madre e hijo sufran una infección. Si la rotura de aguas se produce entre las semanas 34 y 37 de embarazo, lo más probable es que se deje evolucionar el parto, ya que el pulmón del feto, en casi todos los casos, está lo suficientemente maduro como para soportar la vida extrauterina con menos riesgos que ante una infección fetal, sumamente grave.

Por otro lado, si la rotura se produce antes de la semana 34 se valorará muy bien la madurez fetal y los riesgos de infección y se procederá a inducir el parto o a mantener a la embarazada ingresada con tratamiento antibiótico, atentos siempre a posibles complicaciones maternas o a alteraciones del bienestar fetal que obliguen a finalizar la gestación. En caso de mantener ingresada a la futura mamá, se aplicará el tratamiento médico necesario para intentar prolongar al máximo el período de gestación. Evidentemente, cuanto más precoz sea el nacimiento, mayores son los riesgos de mortalidad neonatal o de sufrir secuelas (en la actualidad, el bebé más precoz que ha conseguido sobrevivir tras tan sólo 22 semanas de gestación es Amillia Sonja Taylor, de los Estados Unidos, todo un milagro de la medicina).

Cuando se rompen aguas pasadas las 37 semanas (o sea, ya no de forma prematura) pero sin que se haya iniciado el proceso de parto (ni cuello borrado, ni contracciones, nada), debido al alto riesgo de infección al que está expuesto el feto, y también la madre, se esperan 24 horas para ver si aparecen las primeras contracciones y se inicia el parto. Si no es así, se induce el parto.

Sea cual sea el caso, cuando se rompen aguas (ya sea una pequeña fisura que simplemente humedece la ropa interior, o una rotura total, un chorro de agua caliente que moja las piernas, la cama o el suelo) hay que ir al hospital para que verifiquen el estado del embarazo, el de la madre y el del feto. No conviene dejar pasar más de 2 o 3 horas antes de ir. Si las aguas son "teñidas", o sea, de color verdoso o negruzco, hay que acudir con urgencia, pues es posible que haya una pérdida del bienestar fetal.

Si la rotura de aguas (prematura o no) es muy leve y se duda de si es líquido amniótico u orina, bastará con oler el líquido: si huele a amoníaco probablemente será orina, pero si el olor es algo más dulzón será líquido amniótico.

37 / 100

MONITORIZACIÓN FETAL
(CORREAS, REGISTRO BASAL, MONITORES)

Control del estado del feto y de la dinámica uterina mediante el registro de la frecuencia cardíaca del bebé y las contracciones del útero. A la vez, también se registran los movimientos fetales.

Alternativamente, el control del bienestar fetal se puede realizar con el estetoscopio de Pinard (en forma de campana, o trompetilla), escuchando de forma intermitente los latidos fetales sobre el abdomen materno y también durante la contracción y el minuto siguiente.

Durante la **dilatación** y el **expulsivo**, cada vez que se da una contracción se produce una disminución en el aporte de sangre y oxígeno que recibe el feto. La mayoría de bebés afrontan sin problemas este estrés, pero hay otros que no. Cuando esto ocurre se dice que se altera el bienestar fetal.

Para poder controlar el grado de bienestar fetal, se monitoriza a la parturienta con el fin de valorar dos registros: la dinámica uterina, o sea, la cantidad, intensidad y duración de las contracciones; y la frecuencia cardíaca fetal, o sea, el ritmo del latido del corazón del feto por minuto. Combinando estos dos factores, el tocólogo o la **matrona** obtienen información no sólo sobre la cantidad y calidad de las contracciones, sino también sobre cómo responde el feto a cada una de ellas, si se recupera debidamente o no tras cada contracción.

La monitorización fetal, que también se utiliza durante las dos o tres semanas últimas del embarazo, es uno de los primeros pasos por el que pasará la parturienta nada más pisar el hospital.

La conexión con el monitor (o cardiotocógrafo) puede ser externa, interna o telemétrica. La CONEXIÓN EXTERNA, la más usual, se realiza mediante dos plaquitas independientes (técnicamente se llaman *transductores*) que se colocan sobre el abdomen de la madre; con uno de los transductores se registrará el latido del feto, y con el otro las contracciones y los movimientos fetales. Durante la monitorización habrá que colocarse panza arriba o de costado (lo que resulte más cómodo o lo que proporcione mejores registros, depende) y estarse lo más quieta posible. La CONEXIÓN INTERNA se realiza cuando se precisan resultados más exactos y sólo cuando ya se ha roto aguas y el cuello del útero ya ha empezado a dilatarse. En este caso, el registro sobre las contracciones de la madre se recibe a través de un catéter introducido por el cuello del útero, y el registro del latido cardíaco fetal se recibe a través de un electrodo que se fija en el cuero cabelludo del bebé. La CONEXIÓN TELEMÉTRICA, sólo disponible en algunos hospitales, emplea un transmisor que, mediante ondas de radio, emite al control de enfermería toda la información referente a la actividad uterina de la madre y la frecuencia cardíaca fetal. Se trata de un sistema más cómodo, ya que le ofrece mucha más movilidad a la parturienta.

Durante todo el proceso de dilatación y expulsión, la matrona o el tocólogo se mantendrán atentos a los registros fetales, y según los datos que les ofrezcan irán tomando decisiones. Si los registros están bien, no pasa nada, todo sigue adelante; si empiezan a ofrecer valores inadecuados, es decir, si hay pérdida del bienestar fetal, se tomarán las medidas oportunas, desde sugerir a la futura madre un cambio de postura (una acción sencilla que suele aportar cambios positivos en el feto) hasta ordenar una **cesárea**.

Para favorecer la oxigenación fetal, la parturienta deberá recordar y aplicar los continuos ejercicios de respiración que habrá aprendido en los cursos de **preparación al parto**. Cuando una persona siente dolor (y más aún si es intenso y continuo), instintivamente deja de respirar. Se trata de una respuesta natural del cuerpo para mitigar la intensidad del dolor. En este caso, la respuesta natural ayuda a la madre pero perjudica al feto, ya que se reduce la cantidad de oxígeno que éste recibe. Para contrarrestar esta pérdida de oxígeno, la madre debe realizar de forma consciente los ejercicios de respiración mientras dure la contracción. De este modo seguirá oxigenando su sangre y la de su futuro hijo y podrá mantenerse más serena.

38 / 100

PARITORIO
(O SALA DE PARTOS)

Sala donde se da a luz en los casos de embarazo de bajo riesgo (que son la mayoría de los casos). Sólo si se trata de una **cesárea**, u otras complicaciones derivadas de un embarazo de riesgo, se da a luz en un quirófano.

En algunos hospitales públicos españoles, cuando una embarazada ingresa en proceso de parto se la conduce primero a una sala de dilatación. Esta primera sala, donde la parturienta pasará la mayor parte de su parto, suele contar con una cama donde poder tumbarse, monitores para controlar el bienestar fetal, pelotas de dilatación, una ducha para poder asearse o aliviar con agua caliente el dolor lumbar, etc. En algunos casos, incluso disponen de una bañera para disfrutar de las ventajas de la hidroterapia. Una vez la futura mamá esté bien dilatada o incluso completa (alcanzados los 10 cm de dilatación), se la traslada al paritorio, donde nacerá su hijo, una estancia algo más fría que las salas de dilatación. Además del material médico necesario, en el centro del paritorio, y como gran protagonista, aparece la cama para dar a luz, que normalmente dispone de múltiples posiciones y accesorios para adaptarse a las necesidades de la madre o a las posibles incidencias del parto. Por ejemplo, se puede parir de forma clásica, tumbada y con las piernas en alto sobre las perneras, como cuando se va al ginecólogo. O medio incorporada y apoyando los pies sobre unos estribos que permiten hacer fuerza. Algunas camas permiten incluso parir sentada o de cuclillas, e incorporan un arco metálico que pasa por encima de la cabeza de la parturienta para que pueda asirse y también hacer fuerza. En fin, un amplio abanico de posibilidades cada vez más al servicio de las futuras madres.

Sin embargo, en otros hospitales públicos la dilatación y el parto completo se realizan en la misma sala, algo que de entrada resulta mucho más cómodo para la parturienta, que no debe ir de una sala a otra del hospital paseando su dolor. En estos casos se concentran en una misma sala los elementos imprescindibles de una sala de dilatación y de un paritorio, con la ventaja añadida que, desde un primer momento, la pareja puede preparar la estancia un poco a su gusto: luz tenue, música relajante, cojines, etc. Algunas de estas salas, llamémoslas *polivalentes*, disponen también de una bañera para dar a luz, pero todavía no es lo más corriente.

En todo caso, siempre resulta muy recomendable hacer una visita previa al hospital para ver los espacios donde se va a parir y también para cerciorarse de que disponen de todo lo necesario para llevar a cabo el parto que cada una desea (¿disponen de pelotas de dilatación?, ¿de bañera?, ¿de un buen espejo para que la futura mamá pueda centrarse y ver cómo viene su hijo al mundo?, etc.).

También conviene saber, y hacerse a la idea, del número exacto de personas que pueden estar presentes en la sala. No está de más comentárselo a la matrona para sugerirle que se desea que se respete el silencio y la intimidad, especialmente al salir el bebé. De entrada puede ser que sólo aparezca la **matrona**, el tocólogo y alguna auxiliar de enfermería. Pero si se pide la epidural entonces también estará el anestesista, y si el parto se complica aparecerá un neonatólogo. Además, si el hospital es universitario puede que asistan al parto varios estudiantes en prácticas.

Después de dar a luz (**expulsivo** más **alumbramiento**), se pasa a una sala de observación, donde se controlarán las constantes de la madre y del bebé durante un par de horas y donde también se suele iniciar el amamantamiento (si es que no se hizo ya en la misma mesa de partos). Pasado este tiempo, la mamá pasa a planta, a una clásica habitación (normalmente doble) de hospital.

39 / 100

PARTO NATURAL
(O TIPOS DE PARTO)

Dar a luz sin ayuda de medicación ni de instrumentación, pero vigilando igualmente el buen estado de madre e hijo.

El PARTO NATURAL es un concepto que se ha ido redefiniendo a lo largo de los años. De entrada, es un término que mucha gente asocia al dolor. Si una mujer le dice a otra que ha tenido un parto natural, rápidamente la otra le preguntará si no le ha dolido, porque para muchas mujeres simplemente se trata de un parto sin epidural y, por tanto, doloroso. Por otro lado, si a una mujer que ha decidido tener un parto natural se le termina poniendo un poco de oxitocina para acelerar las contracciones, cuando ésta se lo cuente a sus amigas seguirá diciendo que ha tenido un parto natural, puesto que ha parido con dolor. También es posible que una mujer vaya siguiendo todos los pasos de un parto natural (sin medicación alguna ni instrumentación) pero que, en el momento del **expulsivo**, sea necesario utilizar unos **fórceps** o ventosa, y aun así ésta considere su parto como natural.

Estrictamente, ninguno de los casos expuestos es un parto natural. En los dos primeros casos podríamos hablar de PARTO MEDICALIZADO, puesto que se administran medicamentos para aliviar el dolor (**epidural**) o para incrementar las contracciones (**oxitocina**). En el tercer caso se trata de un PARTO INSTRUMENTAL, que se da cuando se presentan ciertas dificultades para la expulsión del bebé (por su posición, por su tamaño, etc.) y es necesario utilizar instrumentos (fórceps, espátulas, ventosa…) para ayudarle a nacer. Otro tipo de parto, mucho más evidente y que no crea ningún tipo de confusión, es el PARTO POR CESÁREA, que es cuando se extrae quirúrgicamente el bebé del útero de la madre.

Más allá de estas descripciones específicas, es importante no aferrarse ciegamente a un tipo de parto en concreto como la única posibilidad, porque los partos suelen ser largos y pueden aparecer muchos imprevistos. Hay que ir de parto con las ideas claras, sí, pero también con la mente abierta para ser capaces de adaptarse a los cambios que se puedan dar. De nada sirve aferrarse a un parto natural sin anestesia si los dolores de las contracciones se hacen insoportables e impiden a la madre centrarse; ni tampoco si al final se convierte en un parto por cesárea y la madre se queda desencajada y triste porque no había contemplado tal posibilidad. Tampoco resulta de gran ayuda poner toda la fe en la epidural (ese anestésico salvador que hará que no se sienta dolor) para despejar los miedos al parto, porque al final puede ser que no se pueda administrar (por un estado muy avanzado del parto, por ejemplo) y habrá que afrontar el parto igualmente.

Hay que tener una buena capacidad de resiliencia y aceptar el proceso según se vaya desarrollando, porque al fin y al cabo lo más importante es que todo salga bien. Para ello, nada como asistir a los cursos de **preparación al parto** y empaparse bien de toda la buena literatura que hay sobre el tema. Todo ello ayuda a afrontar el parto con una buena actitud, alejándose de esos **miedos** ancestrales que a veces paralizan a la parturienta.

40 / 100

PARTO EN CASA

Dar a luz en el propio hogar.

Aunque en países como Holanda, Dinamarca o el Reino Unido parir en la propia casa es una práctica bastante extendida, que incluso va a cargo de la Seguridad Social, en España no tiene tanto éxito ni recibe el apoyo del Estado. Aun así, poco a poco va aumentando el número de embarazadas españolas que se decantan por esta opción.

De entrada, las principales ventajas de dar a luz en casa son las de poder recibir al recién nacido en un ambiente familiar, cálido y agradable. Por su parte, la parturienta se siente más cómoda en su propio espacio, más íntimo y sin la frialdad de las salas de parto de los hospitales. Además, entre las mujeres que han parido en casa se valora muy positivamente el hecho de que las "dejen parir", es decir, que las **matronas** las escuchen y se adapten a su ritmo y sus necesidades sin tener en mente los protocolos del hospital, que en ocasiones tildan de demasiado intervencionistas. Entre los inconvenientes está la posibilidad de que surja alguna complicación, alguna urgencia que requiera un moderno equipo médico para practicar una **cesárea** o poder reanimar a un recién nacido, por ejemplo, y también, claro, que es un servicio que se ofrece de forma privada y que, por tanto, tiene un coste (más o menos entre 1.000 y 2.500 euros, dependiendo de los servicios y de los especialistas que asistan el parto).

Entre los requisitos básicos para poder atender un parto en casa están, entre otros, que no se trate de un **embarazo de alto riesgo** (en general, la mayoría de los embarazos son de bajo riesgo), o sea, que la madre no puede sufrir diabetes gestacional, ni hipertensión, ni sobrepeso, ni tener un embarazo múltiple, por ejemplo. Por tanto, el parto se debe prever "normal": comienzo espontáneo y de bajo riesgo desde el principio hasta el final del parto, y donde el bebé nace en posición cefálica (se expulsa en primer lugar la cabeza) entre las semanas 38 y 41 de embarazo. También se debe superar una valoración del domicilio: condiciones, higiene, acceso… Debe estar todo dispuesto y preparado para la llegada del bebé (gasas, toallas, compresas, palanganas, etc.) e incluso para su traslado al hospital en caso necesario (informes, documentos, enseres personales, etc.).

Hacia el final del embarazo es aconsejable mantener el contacto con el hospital más cercano en previsión de una emergencia de última hora. Asimismo, también es interesante que la matrona no viva lejos de la casa.

Sobre el hecho de parir en casa todavía existen demasiados miedos y mucha desinformación. En el pasado, hace sesenta o setenta años, cuando la mayoría de gente paría en casa, se daban muchos casos de muerte fetal o materna. Entonces, las malas condiciones higiénicas, la mala alimentación de las madres, etc., no ofrecían las condiciones de seguridad necesarias. Seguramente, fue en esa época cuando se gestaron la mayoría de mitos y prejuicios contra el parto en casa, vigentes aún hoy en gran parte de la población española. Pero, en la actualidad, todas aquellas carencias de alimentación e higiene han cambiado mucho, y se han producido muchas mejoras técnicas en el cuidado obstétrico que las profesionales que atienden partos a domicilio dominan perfectamente. Tanto es así que hay estudios que confirman que, hoy por hoy, ante un parto de bajo riesgo es más seguro parir en casa que en un hospital.

A aquellas mujeres embarazadas que se plantean la posibilidad de dar a luz en su propio hogar les resultará útil leerse la *Guía de asistencia al parto en casa*, publicada por el Colegio Oficial de Enfermería de Barcelona:

http://www.coib.cat/uploadsBO/Noticia/Documents/GUIA%20 PART%20CAST.PDF

41 / 100

CONTRACCIONES

Tensiones transitorias del músculo uterino necesarias para el normal desarrollo del parto y el posparto.

Aunque esporádicamente se pueden manifestar durante todo el embarazo (contracciones de **Braxton Hicks**), es en el parto cuando las contracciones uterinas se hacen intensas y rítmicas. Las primeras contracciones aparecen durante el preparto: se trata de unas contracciones irregulares y poco intensas que poco a poco consiguen borrar el cuello del útero e inician la dilatación. Puede ser que, tras alcanzar los 2-3 cm de dilatación, el proceso se pare durante unas horas o incluso días.

Es con las contracciones de parto, regulares y cada vez más intensas, con las que de verdad se inicia el parto. Con ellas se consigue la dilatación total del cuello del útero (10 cm) y luego ayudan a la madre a empujar hacia abajo el feto, hasta nacer.

Tras el parto se inician unas contracciones de involución del útero, encargadas (junto con otros procesos de autolisis) de devolver al útero su tamaño anterior al embarazo. Normalmente estas contracciones no suelen doler, especialmente tras el primer parto. Pero si ya se ha dado a luz a otro hijo anteriormente o el parto actual ha sido por **cesárea**, las molestias pueden ser más acusadas. A estas contracciones involutivas, cuando duelen, se las conoce como *entuertos*.

Las que sí suelen doler siempre (en mayor o menor medida, dependiendo de cada caso) son las contracciones de parto. No hay madre (salvo escasas excepciones) que no lo certifique. Para controlar el dolor, la anestesia más utilizada es la **epidural**, que elimina las sensaciones de cadera para abajo, aunque, a la vez, al dormir los nervios del útero, se pierde el deseo espontáneo de empuje, con lo que la madre debe estar en todo momento atenta a las instrucciones de la **matrona**. Una menor dosis de anestésico, conocida como *wal-*

king epidural (analgesia epidural ambulante), aporta las mismas ventajas al suprimir el dolor, y permite a la madre usar los músculos de las piernas y, por tanto, caminar (beneficioso para que el bebé vaya descendiendo y encajándose).

Sin embargo, nunca está de más conocer otros métodos alternativos de control del dolor, sobre todo porque tienen menos efectos secundarios y contraindicaciones, y también para no apostar al cien por cien a las esperanzas de no sentir dolor en la medicación (a veces no funciona tan bien como se desearía, y otras veces se aplica tras la fase previa, después de varias contracciones). No obstante, hay que saber que estos métodos alternativos no son tan efectivos como los farmacológicos. Digamos que, en general, ayudan más a aliviar que no a eliminar.

El primer método natural e imprescindible es la respiración. Existen distintas corrientes sobre el tipo de respiración a usar durante el parto, e incluso distintas formas de hacerlo según el ritmo y la intensidad de las contracciones. En los cursos de **preparación al parto** se enseñan varios ejercicios de respiración, y también las **doulas** poseen profundos conocimientos sobre este tema. Si no, siempre está el recurso de última hora: aprenderlo de las matronas el mismo día del parto.

Sin duda, un buen baño de agua caliente (o simplemente aplicar calor sobre la parte afectada, con un cojín de semillas previamente calentado, por ejemplo) mitiga mucho el dolor de las contracciones. Si el hospital dispone de una bañera, aunque no se desee dar a luz en ella sí se puede usar durante la dilatación.

Otro procedimiento muy efectivo es la práctica de ejercicios de presión. Normalmente se practican en pareja, ya que es ésta la que va realizando distintos tipos de presiones sobre la zona pélvica cada vez que se acerca una contracción.

Pero también funcionan muy bien otras prácticas, como los masajes (existe un amplio abanico de posibilidades e incluso artilugios para tal fin), la acupuntura o el contacto físico tranquilizador, porque no hay que olvidar que el apoyo emocional juega un papel crucial en todo el proceso de dar a luz.

En todo caso, lo mejor es estar bien informada de todas estas posibilidades para poder decidir con conocimiento de causa cuál se prefiere.

42 / 100

OXITOCINA

Hormona natural encargada principalmente de producir las contracciones del útero (dilatación durante el parto e involución en el **puerperio**) y de estimular las mamas, favoreciendo la salida de la leche (reflejo de eyección) durante la lactancia. La oxitocina es conocida también como la *hormona del amor*, puesto que su participación es fundamental en la excitación sexual y en la producción de los orgasmos tanto de hombres como de mujeres. A su vez, es una hormona que bloquea el estrés, induce el afecto y es muy importante a la hora de establecer vínculos, como el maternal o paternal.

Cuando se inicia el parto, la oxitocina es la encargada de preparar el útero para la salida del bebé, provocando las contracciones que poco a poco irán abriendo el canal de parto (se borrará el cuello del útero y poco a poco éste se irá dilatando hasta alcanzar los 10 cm). Por otro lado, si por las razones que sea (rotura de bolsa prematura, pérdida del bienestar fetal, etc.) es necesario inducir el parto, o animarlo un poco si las contracciones no son suficientemente fuertes, se suele usar oxitocina sintética. En este caso se le colocará una vía intravenosa a la parturienta y se le administrará la dosis necesaria.

Tras el parto, si la madre desea darle el pecho a su bebé, la estimulación de los pezones provocará que la oxitocina actúe sobre unas fibras musculares que rodean los lóbulos de las mamas, favoreciendo la salida de la leche que contienen. A la vez, esta misma estimulación de los pezones provocará, a través de nuevo de la oxitocina, pequeñas contracciones involutivas (conocidas como **entuertos**) que ayudarán al útero a volver paulatinamente a su estado original (si esta involución se refuerza con los **ejercicios de Kegel**, para fortalecer los músculos del suelo pélvico, la recuperación total es mucho más satisfactoria). Además, los entuertos ayudan a evitar las hemorragias posparto.

Si, por el contrario, la madre no desea dar el pecho a su bebé, se le administrarán inhibidores de la hormona encargada de estimular la producción de leche, la prolactina.

Otra sustancia importante son las prostaglandinas, que durante el trabajo de parto aparecen junto con la oxitocina para ayudar en la actividad contráctil del útero. De nuevo, cuando es necesario inducir un parto también se pueden usar prostaglandinas sintéticas para madurar el cuello del útero.

43 / 100

RESPIRACIÓN

Respirar es un muy buen método para aliviar los dolores de parto. Desde luego que no se consigue lo mismo que con la **epidural**, pero si se ha decidido prescindir de ésta (o simplemente retrasar su uso hasta que sea necesario) sin duda será un buen método para ayudar a sobrellevar mejor el dolor. La acción de la respiración para aliviar el dolor de las contracciones se ve positivamente influenciada si se combina con ejercicios de relajación o de visualización, como pensar en palabras hermosas que transmitan bienestar (armonía, luz, océano, calma…) o imaginarse en un espacio que transmita paz y sosiego (en una playa, sentada bajo un gran árbol en medio del bosque…).

Asimismo, aunque se esté bajo los efectos de un anestésico como la epidural, los ejercicios de respiración ayudarán igualmente a que durante las contracciones le llegue más oxígeno al bebé. Hay que recordar que la respuesta natural ante el dolor es dejar de respirar, con lo que se corta el aporte de oxígeno a la sangre y además aumenta la sensación de dolor, por lo que es crucial respirar de forma consciente.

Hay muchos tipos de ejercicios de respiración e incluso métodos establecidos (Bradley, Lamaze, etc.), pero existen unos ejercicios muy sencillos de hacer y recordar que adaptan el tipo de respiración al momento del parto en que se esté, como veremos a continuación.

Al principio, cuando empiezan las contracciones (leves e irregulares) que borran el cuello del útero y luego lo dilatan hasta los 2-3 cm, se puede emplear la RESPIRACIÓN LARGA (o profunda), que consiste en largas inspiraciones (de unos 5 segundos) y aún más largas espiraciones (de unos 7 segundos). La razón de alargar más la espiración se debe a que, al sacar el aire, se ayuda al cuerpo a producir más **oxitocina**, muy importante para el desarrollo del parto. La idea es estar respirando a un ritmo normal durante la fase pasiva (cuando no hay contracciones) y aplicar la respiración profunda en la fase activa (durante toda la contracción). Puede ser que al respirar tan profundamente la parturienta acabe hiperventilando y sienta algún vahído, cosquilleo o vea un poco borroso. No es nada grave y se pasará en cuanto reduzca un poco la profundidad de la respiración o simplemente recupere su ritmo normal.

Cuando aumenta el ritmo de las contracciones y su presencia se alarga un poco más (dilatación entre 3 y 8 centímetros) es el momento de aplicar la RESPIRACIÓN MEDIA, que consiste en inspiraciones (entre 1 y 2 segundos) y espiraciones (2-3 segundos) cortas. Durante la fase pasiva se seguirá respirando a ritmo normal o incluso intercalando alguna respiración profunda de vez en cuando.

Cuando el ritmo de las contracciones se vuelve regular y aumenta mucho su intensidad y su frecuencia, cuando parece que entre cada una de ellas no hay casi descanso, es el momento de aplicar la RESPIRACIÓN CORTA. Ésta consiste en inspiraciones y espiraciones continuas, segundo a segundo, o menos. De hecho, en este punto existe una técnica de espiración continua que, si se consigue aprender (es fácil, bastará con practicarla cuatro o cinco veces), resulta mucho más cómoda que este constante inspirar y espirar: se trata simplemente de ir espirando, a golpes y de forma continua, pequeñas bocanadas de aire sin parar: uf, uf, uf, uf… Lo que se pregunta todo el mundo es: "¿Cuándo se inspira?", y la respuesta es que nunca. Bueno, nunca no, porque realmente sí se inspira, sólo que se realiza de forma automática e involuntaria, con lo que sólo hay que centrarse en expulsar el aire. Al practicarla en casa, durante el embarazo, si se consigue estar más de dos minutos sacando aire a golpes sin parar significa que ya se ha aprendido esta técnica. Durante la fase pasiva es recomendable realizar la respiración profunda para intentar relajarse al máximo.

No hay que preocuparse por saber establecer en qué fase del parto se está para aplicar la respiración correcta, porque cuanto más intensas son las contracciones más difícil resulta hacer respiraciones largas, o sea, que de algún modo la respiración se va adaptando de forma natural a las contracciones.

44 / 100

TENS

Estimulación nerviosa eléctrica transcutánea (ENET) o Transcutaneous Electrical Nerve Stimulation (TENS). Se trata de una técnica analgésica que, mediante el envío de impulsos eléctricos a través de la piel, interrumpe de forma local la transmisión de señales de dolor al cerebro.

Su uso es apropiado para aliviar las molestias especialmente en la primera fase de la **dilatación**, desde que aparecen las primeras contracciones hasta que el útero alcanza los 2-3 cm de dilatación. A medida que va avanzando el parto, su uso pierde eficacia.

Para aliviar los dolores de estas primeras contracciones, se colocan los pequeños electrodos de los que dispone el TENS sobre la zona más dolorida, normalmente la zona lumbar. Una vez colocados, será la misma parturienta quien activará las pequeñas descargas eléctricas cuando sienta dolor. Si la intensidad de las contracciones va en aumento, ella misma podrá ir subiendo la potencia de los impulsos eléctricos, hasta un límite seguro, claro.

Además del control del dolor que le confiere a la mujer embarazada (aunque no un control absoluto, pues como ya hemos dicho no consigue reducir totalmente y en todo momento los dolores durante la dilatación), es un mecanismo que le permite todo tipo de movilidad, de forma que puede estar usándolo mientras esté sentada sobre la pelota de dilatación, paseando por casa, etc. Otra de sus ventajas es que es de muy fácil aplicación y no posee propiedades sedantes, como la **epidural**, de modo que en ningún momento se pierde la sensibilidad de la zona tratada.

La descarga eléctrica es de bajo voltaje y, por tanto, nada dolorosa, sólo se percibe como un pequeño hormigueo.

Para adquirir un TENS, se hallará un amplio abanico de posibilidades en tiendas de Internet, aunque también se pueden encontrar en algunas farmacias e incluso en tiendas de deportes. Antes de usarlo, se debe consultar siempre con la matrona o el tocólogo. Además, éstos podrán sugerir cuál es el más indicado, puesto que existe mucha variedad de calidades, precios y prestaciones.

45 / 100

EPIDURAL

Anestesia que se inyecta en el espacio epidural de la columna vertebral (por fuera de las membranas que rodean la médula espinal) para bloquear las terminaciones nerviosas a su salida de la médula e insensibilizar la zona requerida. Aunque la anestesia epidural se utiliza en distintos tipos de intervenciones médicas, su uso más extendido se da cuando es necesario bloquear el dolor de las **contracciones** durante el parto.

Sin duda, el gran éxito de este anestésico durante el parto se debe a que permite a la madre participar de forma consciente en todo el proceso sin sufrir ningún tipo de dolor. Además, la epidural se inyecta directamente en la columna y, por tanto, no pasa al torrente sanguíneo, con lo que no afecta de ningún modo al bebé. Otra de sus ventajas es que se puede pedir desde que se cruza el umbral del hospital y se ha confirmado que se ha iniciado el parto (normalmente se recomienda su aplicación cuando ya se ha dilatado 3 o 4 cm y las contracciones son rítmicas e intensas). Sin embargo, cuando la dilatación ronda los 9-10 cm ya no se suele administrar, puesto que cuando surja efecto posiblemente ya se esté en la fase del **expulsivo**.

Su aplicación es relativamente sencilla y, en la mayoría de los casos, incluso indolora. Para administrarla primero se insensibiliza la parte baja de la espalda con un poco de anestesia local. Se trata de un pequeño pinchazo que adormecerá la zona para no sentir la entrada de la aguja de la epidural. Cuando se retira la aguja de la epidural se deja un fino catéter a través del cual se irán administrando las dosis de anestesia necesarias durante el parto. Una vez se haya colocado el catéter y empiece a fluir la dosis precisa, en apenas 5 o 6 minutos ya se empezarán a notar los efectos, y hacia los 10 minutos el alivio será total.

Tras la aplicación de la epidural se suele monitorizar de forma continua a la madre. Así, se podrá ir controlando el corazón del bebé, ya que este tipo de anestesia a veces le produce una bajada de la frecuencia cardíaca, y, a la vez, permitirá a la madre estar atenta a la llegada de las contracciones (ahora ya no las siente, claro), lo que le permitirá realizar un mejor trabajo de parto cuando llegue el momento de empujar.

Por desgracia, su aplicación también tiene algunos inconvenientes. Aparte de una posible mala aplicación (a veces pasa), lo que provocaría un leve o nulo aletargamiento del dolor, si el feto presiona con su cabeza la espalda de la madre (parto de riñones) puede sentirse también que el dolor no termina de irse del todo. Otras veces, al administrar la epidural se produce automáticamente una ralentización del proceso de dilatación, con lo que se alarga el tiempo en que se está de parto, de ahí que algunas **matronas** recomienden no administrarla a aquellas parturientas que llevan un buen ritmo y un buen tramo de dilatación (de 5 cm, por ejemplo), ya que el tiempo extra de parto puede superar las dos o tres horas. Aun así, en este tramo aún es la parturienta quien puede decidir si se ve con fuerzas de seguir o si necesita realmente la anestesia. Si al final se produce la ralentización de las contracciones, es posible que la etapa del expulsivo también se haga más larga, con lo que crecen las posibilidades de un parto instrumental (**fórceps**, ventosa…) o, incluso, de que todo concluya en una **cesárea**.

En los últimos años se ha puesto de manifiesto una contraindicación fruto del éxito de la moda de los tatuajes. Y es que, dependiendo de en qué parte de la zona lumbar tenga un tatuaje la parturienta, es posible que el anestesista se niegue a administrar la epidural por riesgo de introducir el pigmento en el cuerpo al arrastrarlo con la aguja.

Muchas matronas y **doulas** recomiendan a las mujeres embarazadas tomarse con calma el tema de la epidural, informarse bien sobre sus ventajas e inconvenientes y también sobre los otros métodos no farmacológicos para aliviar el dolor. Aconsejan luchar contra los **miedos** propios del momento del parto con la ayuda de la pareja, escuchar el cuerpo, centrarse en el parto con sosiego y calma, y tener la epidural en mente sólo como un recurso para cuando el dolor se haga insoportable, que para eso está. El parto es algo único e inolvidable que merece ser sentido.

46 / 100

POSTURAS DE PARTO

Para cuando llegue el momento de dar a luz, existe una amplia variedad de posturas que la embarazada puede adoptar para traer su hijo al mundo.

Hasta hace unos años, daba la sensación de que sólo había una, la conocida como *postura de la litotomía*, que no es otra que la clásica que se adopta cuando se va al ginecólogo: tumbada panza arriba con las nalgas al borde de la mesa de parto y las rodillas flexionadas, descansando las piernas abiertas sobre unas perneras. Actualmente ya no se recomienda tanto, ya que sólo ofrece grandes ventajas para el trabajo de la **matrona** o el tocólogo, que disponen así de una amplia zona de trabajo. La parturienta, en cambio, carece de la ayuda de la fuerza de la gravedad para empujar al bebé hacia afuera y, además, con los pies al aire le resulta más difícil empujar. Otro inconveniente es que, al tener las piernas sujetas en las perneras, se ejerce mucha presión sobre el perineo, aumentando así las posibilidades de que se desgarre, y también sobre los vasos sanguíneos de las piernas, pudiendo ocasionar trombosis venosas y reducir el aporte de oxígeno hacia el feto.

Una posición intermedia es mantenerse tumbada pero con el cuerpo un poco incorporado (como dibujando con el tronco un ángulo de 135° con respecto al resto del cuerpo) y las piernas apoyadas contra unos estribos laterales un poco más bajos que el nivel de la cama. Al incorporar el cuerpo se trabaja de nuevo a favor de la gravedad, y las piernas ya no están al aire, ya que los pies se apoyan contra unos estribos, lo que permite realizar fuerza con las piernas.

En ambas posiciones resulta reconfortante, a la vez que de gran ayuda para empujar, poder agarrarse a algo. En algunos casos la parturienta le coge las manos o el brazo a su pareja o acompañante, aunque también se puede asir al mismo cabezal.

La mayoría de camas para dar a luz de hoy en día permiten también parir sentadas, en cuclillas o incluso de rodillas. La parturienta se sienta al filo de la cama con las piernas abiertas y flexionadas, y descansa los pies sobre los estribos (si va a parir sentada) o sobre la misma cama (si prefiere de cuclillas). Si va a parir de rodillas, se arrodillará con las piernas abiertas sobre el filo de la cama. En los tres casos, para agarrarse con las manos la parturienta dispone ante ella de un marco metálico en forma de U invertida anclado en la cama.

En la mayoría de culturas tradicionales aún se pare adoptando alguna de estas tres últimas posiciones, y es que al mantener el cuerpo erguido y las rodillas flexionadas se consigue el grado máximo de abertura de la pelvis.

Existen algunas otras posturas, pero éstas son las más comunes.

No es necesario decidir días antes de dar a luz la posición que se va a adoptar, ya que es en el momento del parto, sintiendo los dolores y viendo cómo responde el cuerpo, cuando se toman las decisiones de verdad. Con conocerlas es suficiente. Llegado el momento, se elegirá la posición que resulte más cómoda (a no ser que la matrona sugiera otra posición pensando en el beneficio del bebé, por ejemplo). Sin embargo, no está de más saber que en aquellas mujeres con anestesia **epidural** que han dado a luz en posiciones verticales (de pie, en cuclillas, o sentada a más de 60° de la horizontal) se ha observado una reducción en la duración del parto en comparación con la postura clásica (tumbada).

47 / 100

DILATACIÓN
(PRIMERA ETAPA DEL PARTO)

La primera etapa del parto, conocida como *dilatación*, se inicia con las primeras contracciones, que inician el borrado del cuello del útero, y se prolonga hasta que éste se ha dilatado completamente, alcanzando los 10 cm.

Esta primera etapa se divide a la vez en tres fases, que se distinguen muy bien entre sí a partir de la intensidad y regularidad de las contracciones.

La primera fase, INICIAL O LATENTE, es la más larga del parto, ya que puede prolongarse durante horas e incluso días, pero por suerte es también la menos dolorosa. Tras el borrado del cuello, la fase latente llega a su cénit cuando el útero alcanza los 4 cm de dilatación. Aunque no hay dos partos iguales, normalmente estas primeras **contracciones** van apareciendo a intervalos muy irregulares (cada 15 minutos, cada 20…), son de baja intensidad (el dolor se aguanta sin muchas dificultades e incluso hay partos donde ni siquiera se aprecian) y duran poco, entre 30 y 40 segundos.

Esta fase inicial suele pillar a la embarazada en casa, pero si lo hace en el trabajo éste será un buen momento para dejarlo y retirarse al hogar. En casa aún no es el momento de empezar los ejercicios de respiración, porque las contracciones aparecen muy distantes entre sí y el feto no sufre mucho estrés, y conviene que la madre reserve fuerzas para más adelante (sin embargo, si se considera necesario y ayuda a relajar, se puede practicar la **respiración** larga durante unos minutos). Por tanto, una buena opción es dormir o descansar, ya que en las próximas fases va a resultar difícil hacerlo. El descanso y la acumulación de energía (ingiriendo, además, alimentos ricos en hidratos de carbono, por ejemplo) no es ningún tema banal, porque los partos nunca se sabe cuánto van a durar, y llegar al tramo final sin energía puede resultar un inconveniente.

La segunda fase, SECUNDARIA O ACTIVA, suele durar entre 5 y 8 horas, hora más hora menos, aunque se puede alargar hasta las 12 horas en mujeres que hayan dado a luz en otra ocasión (multíparas), o hasta las 18 horas en mujeres que paren por primera vez (primíparas). En esta fase el cuello del útero pasa de los 4 cm de dilatación a los 7-8 cm, y las contracciones aparecen de forma más regular (cada 4 o 5 minutos), son más largas (pueden duran 1 minuto) y más dolorosas.

Ahora es el momento de mantenerse bien hidratada a la vez que se debe orinar cada hora (así se evita una vejiga muy grande que podría ralentizar el proceso de dilatación). Para mantener alta la energía y evitar ponerse a cocinar se pueden tomar frutos secos. Sin duda, es el momento también de empezar en serio con los ejercicios de respiración (en esta fase se recomienda la **respiración media**) y de empezar a contar las contracciones. Si durante una hora las contracciones aparecen de forma regular, son dolorosas y entre el inicio de una y el inicio de la siguiente sólo pasan 3 o 4 minutos, es el momento de ir al hospital (si se acude antes hay que saber que normalmente el ingreso precoz viene acompañado de mayor intervencionismo). Si en el hospital se confirma que la embarazada está ya en la fase activa y ésta desea parir con **epidural**, éste es un buen momento para pedirla. A partir de este momento y durante el resto de la dilatación, hay que adoptar la posición que resulte más cómoda (en la cama, en la pelota, etc.), y si se desea también se puede caminar, incluso con epidural, si previamente se ha pedido la *walking epidural* y se comprueba que la mujer es capaz de tenerse en pie.

La tercera fase, ÚLTIMA O DE TRANSICIÓN, es la más dolorosa, aunque también la más breve de las tres fases: dura entre 10 minutos y 1 hora, más o menos. Las contracciones son muy intensas, muy frecuentes (cada 2-3 minutos) y muy largas (entre 1 y 2 minutos) y el útero pasa de los 7-8 cm a la dilatación completa (10 cm).

En esta última fase conviene tener bien presente la respiración. Como las contracciones ya son muy dolorosas, seguramente resultará muy difícil respirar como antes, o sea que tocará aplicar la **respiración** corta: uf, uf, uf, uf... Si el parto va a ser sin epidural, serán muy bien recibidos algunos ejercicios de presión (que deberá realizar el acompañante) sobre la región lumbar y pélvica, ya que ayudarán a aliviar el dolor. Es momento también de no ponerse nerviosa, de pedir todo aquello que se precise (agua, hielo, silencio, menos luz...) y de pensar en la gran recompensa que aguarda tras el parto.

48 / 100

EXPULSIVO
(SEGUNDA ETAPA DEL PARTO)

En la segunda etapa del parto, el expulsivo, que se inicia tras alcanzar el cuello del útero los 10 cm de dilatación, se produce el descenso del feto por el canal del parto hasta que nace. Entre uno y otro momento pueden pasar 10 minutos o alargarse incluso hasta las 2 o 3 horas, aunque lo normal es que todo transcurra en un lapso de entre 30 y 60 minutos.

Evidentemente, las contracciones siguen trabajando para ayudar al bebé a salir hacia el exterior, pero en esta etapa la madre también tendrá que ayudarle empujando a la vez. Las contracciones son ya muy regulares, siguen siendo largas (entre 1 y 2 minutos), pero ya no aumentan su frecuencia (se dan cada 2-5 minutos, lo que da un respiro a la madre entre cada una de ellas) y, en opinión de muchas embarazadas, son un poco menos dolorosas que las de la última fase de dilatación.

Entre las sensaciones más comunes, la parturienta va a experimentar unas ganas tremendas de empujar (especialmente si no se le ha administrado la **epidural**). En este momento hay que estar atenta a las instrucciones de la **matrona**, y empujar sólo cuando ella lo ordene, pues a la vez que se empuja ésta irá protegiendo el perineo para evitar un desgarro (las matronas ven cuándo se acercan las contracciones en el monitor y valoran su fuerza por palpación abdominal, aunque nunca está de más que sea la embarazada quien dé el aviso y trabajar, así, como un verdadero equipo).

Otra de las sensaciones es la enorme presión que se siente en la zona del recto. Dicha presión, mezclada con las tremendas ganas de empujar, pueden hacer dudar a la parturienta porque nota que tiene ganas de defecar. No pasa nada, hay que seguir empujando y, si al final se defeca o se micciona un poco (ocurre en la mayoría de partos), pues se limpia y ya está. Hay que estar por encima del pudor y centrarse en el parto.

En esta fase ha llegado el momento de elegir una de entre las **posturas de parto**. Lo importante es que se esté cómoda para empujar, y no pasa nada si ahora se prefiere de un modo, a los 5 minutos de otro y al cabo de 10 minutos se vuelve a cambiar. Hay que ir buscando la mejor posición (en eso las matronas son unas muy buenas consejeras), eligiendo dónde se agarrarán las manos, dónde irán los pies, etc.

En el expulsivo hay que relajar los músculos, especialmente las caderas, el culo y las piernas, y empujar como si se quisiera hacer caca. Para optimizar al máximo la energía de cada empuje es recomendable alargarlo tanto como sea posible, ya que así se ayuda más al bebé a bajar por el canal del parto (un empuje muy fuerte pero muy corto sólo consigue cansar a la parturienta y apenas hace descender al feto). De todos modos, tampoco hay que empujar siempre en cada contracción, a veces se dejan pasar algunas para que la madre pueda descansar (en ese caso, en lugar de empujar se puede jadear o, simplemente, soplar), y en otras ocasiones se le pide a la parturienta que no empuje o deje de hacerlo para dar tiempo a que el cuerpo se adapte a la forma y el tamaño del bebé. También la matrona puede animar a la parturienta a emitir sonidos o gritos que liberen la tensión producida por las descargas hormonales en las contracciones. Tras las contracciones hay que realizar respiraciones lentas y profundas, relajarse.

Durante todo el tiempo que dure el expulsivo, y dependiendo de la postura escogida, es sumamente recomendable utilizar un espejo para que la madre pueda tener acceso visual a su vagina y estar al tanto de los avances del parto. Entre las ventajas están que la madre se concentra mucho más en lo que hace, y que además va viendo los progresos que comportan sus grandes esfuerzos: ve cómo corona el bebé, cómo sale la cabeza… todo. E impagable es también el apoyo de la pareja o acompañante, que, siempre atento al estado de la mujer, podrá ir animándola, señalándole los pequeños logros que poco a poco se van consiguiendo (¡Ya se ve la cabeza!), o ayudándola a relajarse un poco tras un buen empuje (secándole la frente, masajeándole la espalda…), etc.

Tras la expulsión de la cabeza, todo resulta más fácil. Un par de empujones más y ya salen los hombros y el resto del cuerpo. Enhorabuena, ¡el bebé acaba de nacer!

49 / 100

ALUMBRAMIENTO

La tercera etapa del parto, el alumbramiento, se inicia después de que el bebé haya nacido y termina con la expulsión de la placenta.

Esta última etapa es mucho más tranquila, el bebé ya ha nacido y la madre suele quedarse inmersa en una extraña sensación de alivio y felicidad. Entretanto, siguen las contracciones uterinas y la placenta se va desprendiendo de las paredes del útero resbalando hacia la vagina, desde donde la matrona podrá extraerla.

Normalmente, la expulsión de la placenta no suele durar más de una hora si se produce de forma espontánea, como les ocurre a muchas mujeres que desean una experiencia más natural y que rechazan el manejo activo. Pero ante el riesgo de sufrir una hemorragia posparto (que puede causar la muerte de la madre), si esta tercera etapa se alarga se recomienda la "técnica activa" mediante la administración de **oxitocina**, que acelera las contracciones y ayuda a expulsar la placenta. Tras su administración, la **matrona** presionará de forma descendente sobre la parte superior del útero y, tras asegurarse de que la placenta se ha desprendido totalmente, podrá tirar suavemente del resto del **cordón umbilical**. Una vez expulsada, la matrona va a examinar la placenta para comprobar que está completa y que no ha quedado ningún fragmento residual en el interior del útero.

A continuación, si la parturienta ha sufrido un desgarro perineal o se le ha practicado una **episiotomía**, se cerrará la herida con unos pequeños puntos (para ello es posible que se le administre un poco de anestesia local, siempre y cuando no esté bajo los efectos de la **epidural**, pues en ese caso no sería necesario) y se limpiará bien toda la zona. A partir de aquí, el útero seguirá contrayéndose con rapidez y en apenas seis semanas recuperará su posición y tamaño normales. Si la madre decide alimentar a su hijo con lactancia materna, su cuerpo producirá más oxitocina (estimulada por la succión del bebé) y eso ayudará a que el útero se contraiga más rápidamente, por lo que involucionará mejor a su tamaño original de antes del embarazo y habrá menos riesgo de pérdidas de sangre y anemia.

50 / 100

ACOGIDA DEL BEBÉ

Uno de los grandes momentos tras el parto llega cuando, al acabar de nacer, se entrega el bebé a la madre (siempre y cuando ella lo desee, claro). Se trata de un momento muy conmovedor, tanto para los padres como incluso para los profesionales de la salud, asombrados todos ante este milagro de la naturaleza.

Este primer contacto entre ambos, que preferiblemente debe ser piel contra piel, facilita el apego madre-hijo, y también el paterno-filial cuando le toque cogerlo al padre. Además, este contacto precoz favorece la interacción sensorial entre ambos, y también se relaciona con una lactancia materna más prolongada. (En las **cesáreas** con **epidural**, para favorecer este contacto inicial, siempre que sea posible se debe acercar el recién nacido a su madre.)

Una vez nacido, la matrona valorará el estado del bebé realizando el **test de Apgar** al minuto, a los 5 y a los 10 minutos, observando tono muscular, color, latido, respiración y reflejos, pero sin molestar ni a madre ni a hijo, que tras la dura labor de parto se merecen descansar un poco y disfrutar de estos mimos mutuos. (Si en cualquier momento el Apgar es inferior a 7, se trasladará al bebé a la zona de estabilización.) También sin alterar este momento íntimo entre madre e hijo, una vez que el **cordón umbilical** deje de latir, hacia los 3 minutos, la matrona lo pinzará y lo cortará, a no ser, claro, que el padre haya decidido ser él quien realice el corte (para muchos padres supone un gesto de mayor implicación en la acogida del bebé al llegar al mundo).

Si el bebé nace deprimido, se realizará la ligadura del cordón inmediatamente y, tras mostrárselo a la madre, se pasará a la mesa de reanimación para estabilizarlo. Pero lo habitual es que sea un momento de gozo, porque la mayoría de bebés nacen bien y los padres pueden disfrutar del rato en que está sobre la madre. A veces también es el mismo padre quien lo sostiene junto a la madre si a ésta le resulta pesado. En todo caso, siempre hay que evitar que el bebé se enfríe, por lo que el personal sanitario lo cubrirá con paños previamente atemperados.

Si la madre ha decidido alimentarlo con lactancia materna, lo ideal será empezar lo antes posible, preferentemente durante la primera hora de vida, permitiéndole que de forma instintiva vaya buscando el pezón hasta que consiga agarrarse. Si no acaba de animarse, se le puede acercar la cara a una de las mamas, pero sin forzarle a que coja el pecho. Algunos bebés están demasiado cansados o dormidos como para empezar a succionar, pero otros empiezan a mamar desde el primer momento.

Tras la expulsión de la placenta, y después de las curas y los cuidados varios de madre e hijo, ambos pasarán (sin interferir nunca en su contacto) a un área de observación para tenerlos controlados durante el período transicional. En esta sala, donde también el padre puede participar en el acogimiento, se controla el bienestar materno (la involución del útero, las pérdidas de sangre, la tensión arterial y otras constantes) y el del bebé (facilitando el enganche a la mama, vigilando en todo momento su color, respiración, temperatura y tono muscular, y echándole un ojo a la pinza del cordón umbilical). Si todo está correcto, en unas pocas horas se pasará a madre e hijo a planta. Pero antes, en presencia de la madre se le administrará al bebé la profilaxis ocular y la **vitamina K**, y se procederá a la desinfección del cordón umbilical. Estos procedimientos se deben retrasar para no interferir con la primera toma del pecho, especialmente la profilaxis ocular, que afecta a la visión del bebé en las primeras horas.

No se recomienda pasar sondas de forma sistemática, ni tampoco lavar al recién nacido en paritorio, sino simplemente secar con paños calientes para retirar los restos de sangre o **meconio**, procurando no eliminar el vérnix caseoso, que es la grasa blanquecina que protege su piel. El **baño** lo realizará preferiblemente la misma madre, pasadas 24 horas y auxiliada por personal sanitario.

51 / 100

LA PAREJA

El rol de la pareja es siempre importante en todo el proceso del embarazo, pero es quizás en el parto donde más relevancia toma. En este momento decisivo, la pareja deberá ser un punto de apoyo constante donde la parturienta pueda descansar, aliviarse, desentenderse del mundo y reconfortarse, entre otras muchas cosas.

Cuando llega el momento del parto, la pareja, ante todo, debe mantener siempre la calma. Siempre. De nada sirve ponerse nervioso o levantarle la voz al personal sanitario, por ejemplo, pues sólo se consigue crear crispación y trasladar el nerviosismo a la futura mamá. El ambiente debe respirar serenidad y calma, de ahí que la pareja pueda encargarse de preparar un espacio con luz tenue, velas aromáticas y música agradable al gusto de la parturienta, y que todas las charlas (si las hay, pues hay mujeres que prefieren el silencio absoluto) sean en voz baja. Hay que estar atento y ser solícito, pero sin pasarse. Donde no lleguen las atenciones de la pareja llegarán las peticiones de la futura mamá, seguro.

Otra función importante es la de hacer de intermediario entre ella y el personal médico. Explicarles qué es lo que ella desea si no consigue expresarse bien o está muy cansada o dolorida para hacerlo, y estar atento para que nadie invada su espacio y tiempo innecesariamente. Por ejemplo, si van a administrarle la **epidural** pero ella no la ha pedido, o asegurarse de que el nuevo tacto que quieren practicarle es realmente imprescindible.

Durante el largo período de **dilatación**, es bueno ayudarla a pasar el rato, con charlas amenas, con pequeños masajes, etc. Y también estudiando juntos las distintas fases que marcan las **contracciones**, para poder aplicar el tipo de **respiración** adecuado para aliviar el dolor. En la fase más activa y dolorosa a la embarazada le resultará de gran alivio recibir algunos de aquellos fantásticos ejercicios de presión sobre los laterales de la pelvis que se aprenden en las clases de **preparación al parto**.

A medida que las contracciones avanzan y el dolor aumenta, la embarazada normalmente deja de hablar, y le molesta que los otros lo hagan. Que haya silencio, pues, y no hay que asustarse o avergonzarse si la parturienta empieza a gruñir o a proferir sonidos más cercanos a los animales que a las personas. Es normal, es la parte animal que llevamos dentro y que en un proceso tan vital y atávico como éste aflora sin cortapisas. Ante todo, comprensión y apoyo.

Y si llega una fase dura, quizás de flaqueza, la pareja debe estar allí para dar ánimos, para recordarle el largo camino que han recorrido y que ya queda poco para tener a su hijo en brazos. Comunicarle lo orgulloso que se siente por su comportamiento y por todo lo que han pasado juntos.

Ante todo, siempre positivo y animoso, firme como una pilastra.

Otro consejo interesante para la pareja es no tomar nunca el mando. Una cosa es hacer de intermediario o evitarle a la futura mamá ciertas incomodidades, pero no se deben tomar decisiones por ella. Ella debe estar al mando de su parto (el parto es suyo) y la pareja es quien la sigue. Por ello, si en momentos de flaqueza y duda la parturienta le pide la opinión a la pareja sobre el siguiente paso a dar, tipo "¿Pido la epidural?" o "Me duelen mucho las contracciones, ¿qué hacemos?", un buen truco es no responder nunca con soluciones claras. Tipo: "¿Quieres pedir la epidural? Como tú quieras. Podemos pedirla ahora o esperar un poco más, si te parece" o "Si te duelen las contracciones, podemos probar algunos ejercicios para aliviarlas, ¿cuál prefieres?". De este modo, ella sigue centrándose en el proceso, avanzando paso a paso con sus propias decisiones, y eso la hace más fuerte.

El **expulsivo** es una fase muy personal, de modo que habrá parturientas que agradezcan que su pareja les dé la mano y las anime, por ejemplo, y otras que preferirán agarrarse a otra cosa (al respaldo de la cama, a los laterales…) y no escuchar nada para centrarse mejor en lo que hacen. O sea que habrá que estar atento y acatar las preferencias en cada momento, aunque éstas cambien cada minuto. Paciencia y apoyo.

52 / 100

EPISIOTOMÍA

Incisión quirúrgica en el periné, entre la vagina y el ano, que durante el **expulsivo** se practica para facilitar la salida del feto, ya que amplía el canal blando del parto. El corte implica piel, músculos y mucosa vaginal.

En la actualidad, sólo se lleva a cabo si es totalmente imprescindible. Pasaron ya esos años donde se practicaba de forma totalmente rutinaria, pues se ha demostrado que aumenta el riesgo de desgarros de grado III (hasta el esfínter anal) y IV (que incluye la mucosa rectal), y de sufrir disfunciones sexuales y del esfínter. Hoy por hoy sólo es una intervención a la que se recurre, por ejemplo, si el bebé es de gran tamaño (en ese caso es posible que la parturienta ya vaya avisada, pues en los últimos controles la matrona se lo habrá advertido), o si hay signos de pérdida del bienestar fetal y es necesario acelerar el parto (al ir más rápido no se puede proteger tanto el perineo y hay riesgo de desgarro, por lo que se opta por la episiotomía, que cicatriza mejor). A veces también ocurre que el hombro del bebé se queda atascado en el canal del parto (distocia de hombros), y hay que practicar esta intervención para poder liberarlo. Si el parto requiere la utilización de los **fórceps**, porque la madre se ha quedado sin fuerzas para empujar o porque el bebé no está en una buena posición, por ejemplo, muy probablemente también se le practicará una episiotomía.

Antes de ejecutar la incisión en el perineo se adormece la zona con anestesia local, a no ser que se haya pedido la **epidural** y la zona ya esté insensible. El corte se realiza con unas tijeras quirúrgicas.

Tras el parto y la expulsión de la placenta (**alumbramiento**), el facultativo se dispondrá a suturar el corte. Previamente se anestesiará localmente la zona siempre y cuando ya se haya pasado el efecto de la anestesia anterior o de la epidural. Este procedimiento es el mismo en caso de que se haya producido un desgarro.

Para prevenir la episiotomía, y más aún si hacia el final del embarazo ya se pronostica tal posibilidad, resulta muy recomendable el masaje perineal, principalmente si se va a afrontar el primer parto. Si con anterioridad ya se ha dado a luz a uno o más bebés, el perineo no va a precisar estar más estirado. El masaje consiste en ejercer pequeñas presiones con los pulgares sobre las paredes de la vagina. Primero, para evitar infecciones y lesiones, hay que lavarse bien las manos y llevar las uñas bien cortas. Luego, tras colocarse en la posición más cómoda posible (puede ser de cuclillas o medio sentada, por ejemplo) y lubricarse los dedos con aceite de oliva, de almendras, o de rosa mosqueta, ya podemos iniciar el proceso. El masaje se realiza trazando una U en el interior de la vagina: primero se empieza ejerciendo presión con los dedos sobre el perineo hacia abajo, y luego se van trabajando los laterales (la parte superior de la vagina mejor no masajearla, así se evitan riesgos de infección del meato urinario). La presión debe ser continua, hasta que se sienta un leve escozor. En ese momento hay que dejar de hacer presión e intentar relajarse, respirando tranquilamente. Después de un minuto o dos de relajación, se vuelve a ejercer presión en otra zona, hasta que se completa la U. Normalmente todo el ejercicio dura entre 10 y 15 minutos.

Sin embargo, hay que saber que en la etapa de **expulsivo** no se recomiendan los masajes perineales, aunque sí las compresas calientes sobre esta zona. En esta fase, la matrona protege el periné haciendo presión con una mano mientras con la otra sujeta la cabeza del bebé para aumentar su flexión.

Un buen consejo para aquellas mujeres que sienten grandes molestias al ir a orinar debido a los puntos de la episiotomía, o de un pequeño desgarro, es hacerlo directamente en la ducha, con el agua mojando todo el cuerpo. Una vez terminada esa ducha-pipí, se deben secar muy bien los puntos. Lo mejor es hacerlo con un secador eléctrico de mano.

53 / 100

FÓRCEPS

Instrumento metálico en forma de pinzas que, durante el parto, se usa para extraer al bebé del interior de la madre cuando se presentan dificultades durante el **expulsivo**.

Aunque cada vez se usan en menos partos, los fórceps pueden resultar de gran ayuda cuando la parturienta ya no puede empujar con fuerza porque está exhausta, porque sufre una cardiopatía o porque tiene la presión sanguínea muy alta. También se utilizan cuando el bebé está en una mala posición para el parto, o si existen signos de pérdida del bienestar fetal y hay que acelerar el expulsivo.

Los fórceps se usan sólo cuando ya se ha roto aguas, el cuello del útero está totalmente dilatado y la cabeza del bebé ya está muy abajo en el canal de parto. En ese momento, se le administra a la madre una anestesia local (a no ser que ya esté bajo los efectos de la **epidural**) y, normalmente, se le practica una **episiotomía** (de este modo la abertura vaginal es más grande). Tras la anestesia local, el tocólogo inserta los fórceps en la vagina y los coloca alrededor de la cabeza del bebé. Una vez aprisionado, el facultativo puede ayudar al bebé a realizar los movimientos de rotación o de flexión y descenso que por sí solo no puede realizar, hasta extraerlo completamente del canal vaginal.

Después de nacer, es posible que el bebé presente algún moratón en la zona donde se han aplicado los fórceps, pero es muy normal y desaparecerá pasados unos pocos días.

En caso de que el problema aparezca en el momento de sacar la cabeza y el bebé ya haya realizado todos los movimientos de flexión y rotación, en lugar de los fórceps se suelen utilizar las ESPÁTULAS, unos instrumentos parecidos a dos cucharas de metal que no comprimen la cabeza fetal (se colocan en los laterales de la vagina para hacerla más ancha) y ayudan a que el expulsivo sea mucho más rápido.

Otro instrumento para ayudar a salir al bebé del canal del parto es la VENTOSA. Ésta se coloca en la cabeza del bebé, donde se fija mediante un sistema de vacío, y a través de un tubo conectado con la ventosa y que sale al exterior el tocólogo va tirando con suavidad del bebé hasta que lo extrae.

Sea como sea, no hay que preocuparse, pues el obstetra sabrá elegir según las circunstancias el instrumento más adecuado para minimizar los problemas que pudieran presentarse.

Los bebés nacidos con ventosa suelen presentar una pequeña hinchazón en el cuero cabelludo, justo ahí donde se le colocó la ventosa. De nuevo, no es nada relevante, y desaparecerá en poco tiempo.

La utilización de alguno de estos tres instrumentos se considera un acto quirúrgico y, por tanto, es posible que la pareja o acompañante no pueda estar al lado de la futura mamá. Si finalmente ninguno de estos tres instrumentos consigue su objetivo, se realiza una **cesárea**. Sea cual sea el caso, conviene estar bien informada sobre estos instrumentos y sus técnicas para, si se da la ocasión, estar bien preparada y concienciada. Si durante el parto se sugiere su utilización y no se ve claro, hay que pedirle al tocólogo todas las explicaciones necesarias.

54 / 100

CESÁREA

Parto quirúrgico en el que, mediante una incisión en el abdomen y en el útero, se extraen el feto, la placenta y las membranas.

Durante el parto, ante circunstancias adversas como alteraciones en el monitor del ritmo cardíaco fetal (que indican pérdida del bienestar fetal), o en un parto que no evoluciona (donde la dilatación se detiene, el feto no desciende y la inducción con **oxitocina** no surte efecto), los médicos decidirán detener el parto vaginal y practicar una cesárea. En tal caso, se pasa urgentemente al quirófano de partos, donde se llevará a cabo.

También es posible que con anterioridad se vea necesario programar una cesárea para cuando llegue el día del parto porque aparecen complicaciones que así lo aconsejan, como **placenta previa** (cuando la placenta obstruye el canal de salida del bebé), un **parto gemelar** donde los fetos estén muy mal colocados, etc. También se suelen programar cesáreas a mujeres que ya han tenido una cesárea anterior, aunque dependerá siempre de las causas que la motivaron. En todo caso, estas cesáreas se llevarán a cabo cuando el embarazo esté a término. Sin embargo, si las complicaciones son muy graves y afectan al bienestar del bebé, como un desprendimiento prematuro de placenta incontrolado, se interrumpirá el embarazo para realizar una cesárea de urgencia. Existe también la cesárea "a demanda", que no es otra que cuando es la misma embarazada quien la pide, sin necesidad médica de por medio y muchas veces motivada por razones estéticas, laborables o por miedo al parto.

La experiencia de parto por cesárea es muy distinta a la de un parto vaginal, y además entraña también más riesgos.

De entrada, un parto por cesárea no suele durar más de una hora (posoperatorio aparte) y, dependiendo de la circunstancias, es posible que no se sienta ningún dolor. Hay que tener en cuenta que en todas las cesáreas se aplica anestesia: o la **epidural**, que insensibiliza de cintura para abajo pero que permite a la mujer seguir consciente; o anestesia general, que duerme completamente a la madre, de modo que entra en el quirófano, la duermen y cuando se despierta ya es mamá.

Al contrario que la epidural, la anestesia general sí pasa al torrente sanguíneo, con lo cual llega al feto a través de la placenta. Es por ello que en estos casos los bebés pueden tener al nacer ciertas dificultades para empezar a respirar, de modo que hay que ayudarles un poco. Para ello, en el quirófano siempre estará presente un pediatra o un neonatólogo, que iniciará la reanimación siempre y cuando sea necesario.

Como se trata de una intervención quirúrgica, la cesárea comporta muchos más riesgos. Para empezar, hay mayor riesgo de hemorragias e infecciones que en el parto vaginal. También cabe la posibilidad de dañar otros órganos con el bisturí durante la intervención. Además, después de la cesárea la mujer necesitará varias semanas para recuperarse (durante las primeras seis o siete semanas no puede conducir ni levantar cosas pesadas), con lo que obligatoriamente necesitará ayuda para poder combinar su descanso con el cuidado del bebé. Otro inconveniente de la cesárea es que posiblemente el siguiente parto sea también por cesárea (aunque actualmente esta circunstancia no se da tanto como en el pasado), sea considerado de alto riesgo (ya que el útero tiene una cicatriz) o presente otro tipo de complicaciones, como la placenta previa.

Aunque en España la política actual va dirigida a restringir el abuso de la práctica de cesáreas que se vivió en el pasado, es muy recomendable que la embarazada no descarte tal eventualidad y no se lleve un chasco o se quede desencajada cuando vea que el parto vaginal que había previsto, sea del tipo que fuere, no va a ser posible y que van a introducirla en un quirófano. Merece la pena pensar en ello e incluso hacerse una imagen visual del proceso, para así ir bien preparada y mentalizada para afrontar cualquier imprevisto que tuerza el rumbo deseado.

55 / 100

CORDÓN UMBILICAL

Órgano largo y flexible que conecta la placenta de la madre con el vientre del feto. Su función es doble: por un lado, transfiere oxígeno y nutrientes desde la placenta hacia el bebé y, por otro, se lleva el anhídrido carbónico y otros deshechos del bebé hacia la madre.

Al ir de parto, nada más cruzar las puertas del hospital, es muy aconsejable recordarle al tocólogo o a la matrona (o a ambos) que, en la medida de lo posible, eviten el pinzamiento inmediato del cordón una vez el bebé haya nacido. (Decimos "recordarle" porque la comunicación de los deseos de la pareja y sus condiciones en el parto se realiza algunos días, o incluso semanas, antes de dar a luz, a través del **plan de parto**, un formulario que se entrega a la **matrona** para que ésta sepa cómo se desea parir —con **epidural** o sin, **parto natural** o medicalizado, etc.—). La razón de evitar el pinzamiento inmediato no es otra que la de darle suficiente tiempo a la sangre del cordón para que pase al neonato, y así prevenir el riesgo de anemia por falta de hierro. Por tanto, después del nacimiento el bebé puede descansar tranquilamente sobre el pecho de la madre mientras el cordón umbilical va bombeando el resto de sangre que le queda. Pasados unos 3 minutos, o cuando el cordón deja de latir, ya se puede pinzar y cortar.

Si los padres desean donar la sangre del cordón umbilical, ésta será recogida inmediatamente tras el parto (antes del alumbramiento de la placenta) y congelada en un Banco de Cordón Umbilical (BCU) o un Banco de Sangre y Tejidos.

Durante el parto, el cordón umbilical puede ocasionar varios problemas, entre ellos los derivados de un cordón umbilical corto y los de un cordón umbilical largo. Un cordón corto puede impedir que la cabeza del bebé se coloque debidamente en el canal de parto, ya que le imposibilita bajar de forma correcta: las contracciones y la misma fuerza de la gravedad (cuando la madre está de pie) empujan al bebé hacia abajo, pero el cordón, ya en tensión por su escasa longitud, le impide bajar. En este caso el parto termina en una **cesárea**. Un cordón largo facilita la conocida "vuelta de cordón", que es el enrollamiento alrededor del cuello (o de otra parte del cuerpo del bebé), que en algunos casos dificulta la oxigenación fetal. El inconveniente que supone una vuelta de cordón suele ser rápidamente solucionado por la matrona o el tocólogo cogiéndolo con las manos y liberando el cuello del bebé, como quien le quita un collar, pero si no es posible simplemente se pinza y se corta. En caso de que la vuelta de cordón provoque pérdida del bienestar fetal (detectado a través de la **monitorización fetal**), de nuevo el parto terminará en una cesárea.

Otro aspecto importante a tener en cuenta sobre el cordón umbilical es su cura. Una de las grandes sorpresas que se llevan muchos padres y madres al cambiar por primera vez a sus hijos es cuando observan que el ombligo de su bebé tiene pegado aún un trocito de cordón umbilical coronado con una pinza. ¡Vaya sorpresa!, ¿qué hay que hacer con eso?... La verdad es que resulta más aparatoso que otra cosa.

Hasta hace unos años se recomendaba aplicar un poco de yodo para desinfectar la zona y ayudar a que se secara más rápidamente, pero este yodo pasa a la sangre del bebé y puede alterar la función tiroidea. Por tanto, en la actualidad, tras aplicar en el paritorio un antiséptico, simplemente se recomienda a los padres mantener la zona limpia y bien seca, así que en el **baño** se debe evitar sumergir el ombligo. Si se moja un poco, bastará con secarlo suavemente con una gasa estéril al acabar y, en todo caso, aplicar un poco de alcohol de 70°. Al hacerlo, padres temerosos, hay que recordar ¡que el cordón no le duele al bebé! Finalmente, un día (al cabo de una o dos semanas, a veces más) el cordón se seca totalmente y se cae.

Hay que consultar con el pediatra si durante las curas se aprecia enrojecimiento en la piel que rodea el ombligo o alguna secreción maloliente y amarillenta, ya que puede tratarse de una infección importante.

56 / 100

TEST DE APGAR

Test que evalúa el estado de salud del bebé en los primeros minutos de vida.

Tras el esfuerzo de la **dilatación** y el **expulsivo**, la madre recibe el premio de poder abrazar a su hijo recién nacido, de colocárselo piel sobre piel para sentir su calor, hablarle y poder darse las gracias mutuamente. Además, si lo desea podrá ofrecerle el pecho para que el bebé empiece a succionar, lo que estimulará la producción de leche y, a la vez, favorecerá la expulsión de la placenta debido a la secreción de **oxitocina** endógena.

Sin interferir en el íntimo entorno familiar, desde el primer segundo el personal sanitario observará al recién nacido para verificar su estado de salud, y realizará el test de Apgar al minuto y a los 5 minutos de haber nacido el bebé. El test consiste en un sistema que valora cinco parámetros, asignándoles a cada uno de 0 a 2 puntos:

Frecuencia cardíaca
0: no hay latido / 1: ritmo lento (menor de 100 pulsaciones por minuto) / 2: superior a 100 pulsaciones por minuto

Esfuerzo respiratorio
0: ausente / 1: poca ventilación, llanto débil / 2: buena ventilación, llanto fuerte

Tono muscular
0: flacidez / 1: cierta flexión de extremidades / 2: movimiento activo, buena flexión de extremidades

Irritabilidad refleja (al estimular la planta del pie)
0: no hay respuesta / 1: muecas / 2: llanto

Color de la piel

0: azul pálido / 1: cuerpo rosado y extremidades azules / 2: totalmente rosado

La puntuación a los 60 segundos proporciona una rápida valoración práctica para determinar si el bebé necesita reanimación, correlacionándose la puntuación alcanzada con el posible daño neurológico. De 7 a 10 puntos: estado excelente, el de la mayoría de los partos; de 3 a 6 puntos: moderadamente deprimido; de 0 a 2 puntos: gravemente deprimido. A los 5 minutos se vuelve a valorar, pero tampoco es preciso para ello molestar al bebé si está sobre su madre. Normalmente, en esta segunda valoración el bebé sube su puntuación.

Si el bebé nace deprimido, inmediatamente se realiza la ligadura del cordón para pasarlo a la mesa de reanimación y estabilizarlo. Asimismo, si el test de Apgar desciende de 7 puntos en los minutos siguientes, se le aparta de la madre para reanimarlo.

Ante todo, el test de Apgar es una herramienta muy útil para saber rápidamente si un bebé necesita cuidados médicos inmediatos, pero no informa sobre su estado de salud general ni de las posibles enfermedades que pueda desarrollar en el futuro. Para ello, un pediatra neonatólogo realizará una exploración completa transcurrido el período de estabilización y antes de que el bebé cumpla sus primeras 24 horas de vida.

57 / 100

VITAMINA K
(Y OTRAS ACTUACIONES PROFILÁCTICAS)

Vitamina liposoluble presente en muchos alimentos vegetales de hojas verdes (col, espinacas, acelgas, brócoli, etc.) que juega un papel de suma importancia en los procesos de coagulación sanguínea. La vitamina K también se sintetiza en el tubo digestivo.

En la mayoría de hospitales españoles, durante sus primeras horas de vida al bebé se le administrará vitamina K. La razón no es otra que la de favorecer la coagulación sanguínea y evitar la "enfermedad hemorrágica del recién nacido", habida cuenta de que la mayoría de bebés son deficitarios en esta vitamina, especialmente los alimentados con leche materna.

Normalmente la dosis se inyecta en el muslo (una única dosis de 1 mg), porque la administración por vía oral es menos eficaz.

Otra actuación preventiva sobre la salud del bebé es la PROFILAXIS DE LA CONJUNTIVITIS NEONATAL. Ante el riesgo de que las bacterias que se encuentran en el canal de parto puedan haber infectado los ojos del bebé, se le aplica una pomada oftálmica antibiótica en los ojos. Esta profilaxis es activa incluso contra las bacterias que provocan la gonorrea o la *chlamydia*.

Dado que su aplicación puede alterar la vista y el olfato del bebé, muy importantes para reconocer el pecho materno e iniciar la lactancia, se aconseja aplicar esta pomada después de haberse producido un primer amamantamiento, al menos tras las dos primeras horas de vida.

Tanto la profilaxis para evitar la enfermedad hemorrágica del recién nacido como la profilaxis ocular son altamente recomendables, aunque en los últimos años ha habido ciertas polémicas por parte de padres que no desean tanta intervención y prefieren seguir el curso natural del proceso. Está claro que están en su derecho, y si no desean tal intervención su voluntad debe ser respetada, siempre y cuando los médicos consideren que no se pone en peligro la salud del bebé. En caso de rechazar estos métodos profilácticos, es muy probable que el hospital haga firmar a los padres un documento donde se exime de su responsabilidad.

58 / 100

CONTROL POSNATAL

Durante su estancia en maternidad, madre e hijo (más un acompañante) permanecerán siempre en la misma habitación, ya que esta práctica infunde más confianza en las madres y facilita en gran manera el amamantamiento eficaz. Al ingresar se anotará el peso, la talla y el perímetro cefálico del bebé y, pasado el período de estabilización, y antes de las 24 horas de vida, el pediatra neonatólogo realizará un examen completo en presencia de los padres, a quienes informará del resultado y orientará acerca del establecimiento de la lactancia, y les resolverá otras dudas que puedan tener.

Tras repasar la historia clínica del bebé con todos sus antecedentes, se empieza el examen médico observando la piel y su actitud, mientras se le calma con susurros y buscando su mirada. Entre otras actuaciones, se realiza una auscultación, se le palpa el abdomen, se descarta una posible luxación de caderas, se examinan los genitales y el ano y se le realiza un examen neurológico, que incluye su respuesta a ciertos estímulos. Entre estos últimos reflejos que se estudian está el de la marcha, que sorprende gratamente a los padres cuando ven que, al sostener al bebé por las axilas, éste empieza a dar pasos hacia adelante por sí solo.

Antes del alta, a todo recién nacido se le realiza la detección precoz de hipoacusia mediante el cribado auditivo neonatal de ambos oídos, para así poder iniciar precozmente el tratamiento en caso de sordera.

Si no se presentan problemas y la alimentación se ha establecido correctamente, a partir de las 48 horas de vida del bebé se vuelve a valorar tanto el estado del hijo como el de la madre con la intención de preparar ya el alta. Cumplidas estas 48 horas y antes de la semana de vida, si ya no se está en el hospital habrá que volver a él para realizarle al bebé unas pruebas metabólicas, que consisten simplemente en la extracción de unas gotas de sangre del talón para realizar la detección precoz de posibles enfermedades (hipotiroidismo, fenilcetonuria, fibrosis quística, etc.) que en el futuro podría desarrollar el bebé. De este modo, descubriéndolas con esta antelación se puede empezar ya a luchar contra ellas o a ayudar a minimizar sus consecuencias antes de que se manifiesten. Estas muestras de sangre se envían a un laboratorio, y al cabo de unos días se recibe un informe confirmando la buena salud del bebé o, en caso contrario, se avisa enseguida solicitando realizar otras pruebas para confirmar el diagnóstico.

59 / 100

BEBÉ PREMATURO

Bebé que nace antes de 37 semanas completas de gestación. En España, entre el 7% y el 8% de bebés nacidos vivos son prematuros.

El principal miedo de los padres ante un bebé pretérmino es perderlo. Afortunadamente, los avances en las últimas décadas sobre los cuidados de este tipo de bebés han aumentado en gran medida las probabilidades de supervivencia, a la vez que han conseguido mitigar las secuelas derivadas.

Las probabilidades de supervivencia van en consonancia con el grado de madurez y el peso del bebé al nacer. Los nacidos con menos de 32 semanas son los más vulnerables, especialmente los menores de 28 semanas, cuyas probabilidades de muerte o de secuelas permanentes son importantes. De ahí la necesidad de intentar estirar al máximo el tiempo del feto en el útero de la madre, ya que cada día que permanece dentro el bebé madura un poco más y está más preparado para la vida extrauterina.

Las atenciones que pueda requerir un bebé prematuro dependen del grado de su madurez. Puede necesitar oxígeno y asistencia respiratoria, y que se le mantenga durante un tiempo en la incubadora. Antes de la semana 34, habrá que alimentarlo a través de una sonda. Por no hablar de las posibles intervenciones quirúrgicas que puede precisar, entre muchas otras complicaciones.

Sea como sea, el bebé estará continuamente bajo control en la sala de prematuros (monitorizado para conocer en todo momento su temperatura, respiraciones, frecuencia cardíaca y nivel de oxígeno en su sangre), lo que supone que pasará la mayor parte del tiempo alejado de sus padres, a excepción, claro está, de aquellos bebés prematuros de gestación casi a término (34-36 semanas), que si han nacido con buen peso y están estables podrán permanecer (también bajo control y vigilancia, porque son más vulnerables que los bebés a término) junto a su madre.

Para mitigar ese distanciamiento del bebé respecto a la madre en una época tan temprana y frágil de su vida, se recomienda el "método canguro", que consiste en estar piel con piel con el bebé durante unas horas al día. Se ha probado que el contacto continuo con su mamá aporta al bebé pretérmino grandes beneficios físicos, además de fortalecer el vínculo del apego. El método canguro se lleva a cabo con la madre recostada en un sillón sosteniendo entre sus brazos al niño, que estará cubierto con una sabanita. Si el bebé tiene suficiente fuerza, podrá succionar el pecho. Para el contacto piel con piel (fuente de cariño, ternura y seguridad) es importante recordar que no hay que llevar perfumes, ya que enmascaran los olores naturales de la madre que el bebé ya es capaz de reconocer.

Se recomienda alimentar al bebé prematuro con leche de su mamá, que es distinta a la que produce una madre con un bebé a término, ya que contiene nutrientes adecuados y defensas antiinfecciosas específicas para su hijo prematuro.

Desde la semana 33, y bajo vigilancia, algunos prematuros pueden mamar directamente si están estables, porque succionan mejor el pecho que un biberón. Si al bebé le resulta imposible mamar directamente del pecho, la madre puede sacarse la leche, que será administrada por las enfermeras a través de jeringa o sonda. Todos estos cuidados favorecerán el bienestar del bebé y el de los padres, que sentirán menos impotencia ante las circunstancias.

En todos los casos de bebés prematuros, se recomienda a los padres participar en grupos de apoyo o formar parte de asociaciones de padres de hijos prematuros, donde podrán ayudarles a entender y sobrellevar la difícil etapa en el hospital, y después les facilitarán herramientas para poder atender todas las necesidades especiales del bebé una vez éste ya esté en casa y se inicie la vida en común.

60 / 100

MECONIO

Primera excreción fecal que realiza el recién nacido.

Muchas parejas primerizas se sorprenden cuando van a cambiar por primera vez el pañal a su bebé. Primero, porque la visión de la pinza sujeta a un trocito de **cordón umbilical**, aún pegado al ombligo (no pasa nada, con el tiempo terminará secándose y cayendo), produce cierto repelús. Pero en segundo lugar porque al abrir el pañal se encuentran con una materia viscosa, de color verde oscuro o negro, que en lugar de heces ¡parece petróleo! E igual de difícil de limpiar. Seguro que más de un padre y una madre, al cambiarle el pañal y lavarle el culito, se sentirán como aquellos voluntarios que fueron a limpiar de chapapote las playas gallegas tras el desastre del *Prestige*. Y no exageran, porque es una materia muy pringosa que se adhiere bien a todo lo que toca.

Para lavarlo se suelen usar las típicas toallitas húmedas, pero un buen truco es limpiarlo con algodón humedecido en agua. El agua, al contrario que las toallitas húmedas, no lleva ingredientes añadidos, que, en ocasiones, pueden llegar a irritar el culito del bebé. Si el bebé es una niña hay que tener la precaución de lavarla siempre de delante hacia atrás, es decir, limpiando primero la vagina y luego el culete, porque así se evitará que las heces entren en la vagina y puedan causarle una infección. Si es un niño la dirección de lavado da igual, la que resulte más cómoda. En ambos casos hay que lavar bien todos los pliegues y no colocar de nuevo el pañal hasta que todo esté bien seco.

A medida que el bebé vaya tomando leche (de pecho o artificial), las heces irán cambiando de color y de textura. A partir del tercer o cuarto día de vida aparecen las HECES DE TRANSICIÓN, que son verdosas, oscuras y semilíquidas. A los pocos días, más pronto si la alimentación está bien establecida, se tornan de un color amarillento y tienen una textura pastosa tirando a líquida si se le da el pecho, o pastosa tirando a espesa y color más claro si el bebé es alimentado con leche artificial.

En ocasiones, algunas madres que dan el pecho temen que su bebé esté estreñido porque lleva más de 4 o 5 días sin hacer ninguna deposición, pero no deben alarmarse, pues pueden llegar incluso a los 7-8 días (normalmente, pasado este tiempo, el bebé realiza unas deposiciones blandas, por lo que no se puede considerar estreñimiento). Sin embargo, si el bebé es alimentado con leche artificial suele evacuar al menos cada 2 días, ya que si no las heces se tornan duras y sí que aparece el estreñimiento.

Aunque pueda llegar a sorprender, el meconio y las heces del bebé en general son uno de los temas preferidos de conversación entre las madres primerizas, o sea que no hay que sorprenderse si de repente, en lugar de estar comentando con las amigas las virtudes y los defectos de una serie televisiva o película, ahora se entablan conversaciones sobre la frecuencia, la textura y el color de las heces de los hijos.

61 / 100

CALOSTRO

Primera leche, de textura viscosa y color amarillento, que produce la madre durante los primeros 4 días después de dar a luz.

Después del **expulsivo**, si la madre desea alimentar a su hijo con leche materna, es importante colocar al recién nacido sobre su pecho, ya que la succión estimulará la producción de prolactina, la hormona que desencadena la secreción láctea en las glándulas mamarias. Si la estimulación no se puede iniciar en la sala de partos, es recomendable hacerlo durante la primera hora de vida del bebé (ya sea en el **paritorio** o en la sala de observación), ya que aún mantiene muy presente el reflejo de succión.

Durante los primeros 4 días de vida, más o menos, el bebé sólo tomará calostro. Esta primera leche se diferencia de la otra, la definitiva, no sólo por su color y textura, sino también porque contiene menos grasa y lactosa, y muchas más proteínas. También es rica en vitaminas A, B, C y E, y en minerales como el hierro, el calcio, el sodio, el zinc o el magnesio. Además, aporta al bebé muchos anticuerpos y otros elementos que le ayudan a reforzar sus defensas inmunitarias (contra las infecciones en general y específicamente contra los gérmenes de su medio ambiente), y también facilita la maduración y el proceso de expulsión del **meconio** del sistema digestivo.

La producción de calostro no es tan abundante como la de la leche definitiva, de modo que en ocasiones algunas madres sienten cierto desconcierto porque parece que sus pechos estén vacíos. No es así. El recién nacido, hasta que no hayan pasado tres o cuatro días del parto, no empieza a sentir la imperiosa necesidad de alimentarse (realmente, los riñones inmaduros del neonato no podrían manejar grandes volúmenes de líquido y las funciones de succión y deglución se van poniendo en marcha progresivamente), de modo que ahora sólo precisa una cucharadita de calostro por toma (5-20 ml). Hay que recordar que la producción de leche funciona a demanda: cuanto más succiona el bebé, más leche producirá la madre, y si baja el ritmo de comidas, la producción también baja. De modo que al principio, en estos tres o cuatro primeros días, los pechos siguen más o menos con el mismo tamaño que al parir.

Entre el cuarto y el sexto día se origina un aumento brusco de la producción de leche, coincidiendo con el cambio a la denominada LECHE DE TRANSICIÓN, que es la que se produce en las mamas hasta más o menos el decimoquinto día posparto, y la leche irá pasando de una textura muy líquida y de un color blanquecino hacia una textura más espesa y un color más amarillento, fruto de las grasas que la van enriqueciendo. Tanto la composición como el volumen de la leche seguirán variando hasta la LECHE MADURA. Si el bebé realiza una buena succión y mama entre 10 y 12 veces al día, este incremento o "subida de la leche" no produce problemas, pero si la técnica no es correcta puede llevar a la ingurgitación mamaria (véase el capítulo "**Subida de la leche**").

62 / 100

PARTO GEMELAR

Parto del que van a nacer dos bebés.

La mayoría de partos múltiples (normalmente gemelares, aunque también en caso de trillizos o más bebés) se llevan a cabo en un hospital, puesto que el riesgo de hacerlo en casa es mucho más elevado. Sin embargo, si el embarazo es gemelar, ambos fetos están cabeza abajo, bien colocados, y ya se han cumplido las 38-40 semanas de embarazo, se podría plantear la opción de parir en casa, pero sólo en ese caso (aun así, la **matrona** o el médico encargados de atender el parto en casa sabrán valorar los riesgos y decidirán si se puede seguir adelante o si hay que parir en el hospital). Hay que tener en cuenta que un embarazo gemelar es considerado un **embarazo de alto riesgo** y que, por tanto, pueden surgir complicaciones durante el parto. De hecho, en muchos centros hospitalarios, en estos casos la labor de **dilatación** se realiza en una sala para tal efecto, pero luego el **expulsivo** se lleva a cabo en un quirófano por si surgen (o ya se prevén) complicaciones.

Las complicaciones, riesgos, precauciones y también las alegrías no son las mismas que en un parto simple, ya que en este caso hay que multiplicarlo todo por dos. Por ejemplo, la **monitorización fetal** será doble, ya que hay que tener bien controlados los dos fetos.

Entre las complicaciones, una de las más comunes viene dada cuando los bebés se encuentran en posiciones anómalas. Como decíamos, la posición ideal es que ambos vengan de cabeza, ahí todo va bien. De no ser así, resulta importantísimo saber cómo está colocado el primer feto que va a nacer. Si éste está colocado de cabeza, no importa mucho cómo esté colocado el segundo, ya que después de nacer el primero quedará suficiente espacio como para ayudarle a recolocarse (si es que no viene de cabeza) o realizar un parto de nalgas, de pies, etc. En algunos casos la situación se puede complicar, pero normalmente si el primero viene de cabeza el parto se desarrolla con normalidad.

La trama se complica cuando es el primer feto el que no viene de cabeza. Si el primero viene de nalgas y el otro de cabeza, se corre el riesgo de que la cabeza del primero se quede atascada con la de su hermano, atrapados por la barbilla. E igual de complicado sería pretender llevar adelante un parto si los dos vienen de nalgas. En ambos casos no se dejará que la embarazada se ponga de parto, ya que se le dará hora previamente para practicarle una **cesárea**.

Si el primer feto está en posición oblicua (cuando la cabeza está hacia abajo, aunque apuntando a la cadera de la madre en lugar de hacia el cuello del útero) no importa cómo esté el otro, se realizará un parto por cesárea. Y lo mismo ocurre si los dos hermanos están en posición transversa, como acostados en el útero de su madre: cesárea.

Por otro lado, si los gemelos comparten la bolsa amniótica y la placenta, también se realiza una cesárea.

Aparte del nacimiento por cesárea, sea ésta programada con anterioridad o decidida en el mismo momento del parto, hay que saber que el parto vaginal es el más común en un embarazo gemelar. En este caso lo normal es que la fase del expulsivo del primer bebé sea un poco más larga que en un embarazo simple, aunque será mucho más breve y sencilla a la hora de expulsar al segundo bebé. Entre el expulsivo de uno y otro bebé pasarán entre 10 y 30 minutos. Sin embargo, también se dan casos (muy pocos) de partos mixtos, es decir, que el primer bebé nace por vía vaginal y el segundo, siempre por alguna complicación que le pone en riesgo, nace por cesárea. Sin duda, esta opción es la que provoca más inconvenientes a la madre, puesto que tendrá que recuperarse a la vez de un parto vaginal y de un parto por cesárea.

Tras el parto gemelar, la mamá tardará un poco más que una madre con un parto simple en recuperarse. La barriga tardará un poco más en volver a su estado anterior, y también costará un poco más recuperar la figura de antes. También es posible que las hemorragias vaginales (loquios) duren más tiempo.

Pero, por el contrario, ¡los padres podrán disfrutar en casa de dos preciosidades en lugar de una! No todo iban a ser inconvenientes…

63 / 100

PRIMERAS HORAS

Si todo ha salido bien, las primeras horas con el bebé suelen ser como una burbuja que aísla especialmente a la madre de todo lo pasado y venidero. En esas horas se suelen olvidar los dolores del parto y tampoco se piensa en la recuperación posparto o en la intendencia que habrá que montar en casa, por ejemplo. Es muy normal hallar a la madre recostada en la cama y con el bebé en brazos, dedicándole palabras y miradas de amor y también de incredulidad: "¿Cómo puede ser que algo tan maravilloso haya salido de mi barriga?" Es el milagro de la vida, que, a pesar de los millones de años de historia de la humanidad, aún nos sigue sorprendiendo.

Ahora es un buen momento para estar tranquilos en la habitación, la madre, la pareja y el bebé, por eso es importante dilatar al máximo el momento de las llamadas o el envío de mensajes a los familiares y amigos, porque, aparte de que lleva un rato avisarlos a todos, en un periquete aparecen por la puerta y rompen ese momento de intimidad tan necesario. Es un momento, por tanto, para las miradas y las caricias, y también para ofrecerle el pecho (si se le va a alimentar con leche materna), puesto que el contacto piel con piel resulta muy reconfortante para los dos. Hay que pensar que, más allá de los dolores que haya podido pasar la madre, la vivencia más traumática y difícil la ha vivido el bebé, o sea que no le vendrá nada mal un poco de amor y contacto materno para sentir que ya ha pasado todo y que ya están ahí sus padres para protegerle.

Cuando llega la noche, pese al cansancio acumulado durante las horas del parto, a muchas embarazadas les ocurre que no pueden conciliar el sueño, de hecho, casi ni les apetece dormir. Prefieren quedarse tumbadas al lado de su bebé, mirándole ensimismadas, inmersas en un estado extraño mezcla de satisfacción, amor y orgullo.

En algunos hospitales, normalmente privados, existe un instinto de sobreprotección hacia la madre que les lleva a ofrecerle somníferos o tranquilizantes para que pueda conciliar el sueño. No es nada obligatorio, o sea que la madre puede decidir libremente si tomarlos o no. También se dan casos de hospitales donde por la noche, para que los padres puedan descansar, se llevan al bebé a la *nursery* (la zona donde los cuidan las enfermeras). De nuevo, no hay por qué acatar esta norma, o sea que, si se desea tener el bebé en la habitación, nadie podrá poner ningún impedimento. En ocasiones, hay centros donde el personal sanitario ofrece sistemáticamente biberones al bebé, pero si se ha decidido alimentarle con el pecho se deben rechazar, ya que interfieren en el buen establecimiento de la lactancia.

El **llanto** será una nueva particularidad del bebé que se conocerá en estas primeras horas. Aunque no resulta agradable, pues está diseñado en exclusiva para que resulte irritante, hay que entender que es el único método del que dispone el bebé para quejarse y que le hagan caso. "Tengo frío": llanto; "tengo calor": llanto; "tengo hambre": llanto; "no quiero estar solo": llanto, etc., etc.

Hay que disfrutar a fondo estas horas de subidón maternal, porque poco a poco se irá volviendo a la normalidad, y los próximos días, aunque alegres, seguramente serán más duros.

POSPARTO

64 / 100

¡SOLOS EN CASA!

Tras pasar un par de noches en el hospital, quizá tres si se ha roto aguas de forma prematura, o hasta cinco (o alguna más) si ha sido un parto por **cesárea**, llega el momento de preparar de nuevo las maletas y regresar a casa, lejos de los cuidados de las enfermeras y los médicos. Aunque normalmente es un momento deseado por parte de las familias que ya tienen uno o más hijos, porque no hay nada como estar en casa, suele ser un momento temido por las parejas primerizas, ya que sienten que se alejan de la seguridad del hospital. Cuando cruzan el umbral de la puerta les sobreviene la pregunta: "¿Y ahora qué?" Evidentemente, si se ha parido en casa, este momento de duda y soledad se produce antes, ya que a las pocas horas de haber dado a luz los padres se quedarán solos con la criatura.

No hay que preocuparse. Si los utensilios necesarios ya estaban preparados antes de que el bebé naciera, ya hay mucho ganado: la habitación con su cuna o su moisés, su ropa, su cambiador, su bañera, pañales, su comida (si no se le va a dar el pecho), el carrito para pasear y algún que otro juguetito (aunque no les prestará mucha atención hasta pasados unos días) serán suficientes para empezar. Por tanto, repetimos, no hay que preocuparse, pero sí organizarse bien.

Desde el primer día ya se observará que el bebé no atiende a convenciones sociales, ya que come, hace caca o duerme a horas intempestivas. Lo más importante contra lo que hay que luchar es el cansancio, que irremediablemente llegará de la mano de la falta de sueño, un enemigo muy poderoso que va torturando y minando la moral poco a poco, hasta que ya no se puede más. El recién nacido querrá comer durante los primeros meses cada dos o tres horas, o sea que el sueño será interrumpido con este mismo intervalo, con el añadido de que después de comer, y pensando que el bebé se quedará inmediatamente dormido (que no siempre es así), a la madre (porque le da el pecho o porque, al menos durante los primeros cuatro meses, es quien suele coger la baja en España y suele ser quien se encarga de levantarse) no siempre le resultará fácil volver a conciliar el sueño. O sea que entre toma y toma puede haber dormido una hora, o cuatro en toda una noche.

Para recuperar el sueño perdido, pues, será necesario coger horas del día, y aprovechar cuando el bebé duerme para hacer lo mismo, sea la hora que sea. Para ello es imprescindible la colaboración de la pareja y la familia, que deberán respetar estos momentos de descanso. También es una buena idea tener a alguien, al menos durante los 3 o 4 primeros meses, para que eche una mano en las tareas del hogar, o, si no, que éstas caigan íntegramente sobre la pareja, quien también deberá estar atenta e intentar, en lo posible, facilitar el descanso a la madre, no sólo respetándolo, como decíamos anteriormente, sino también apagando los móviles de casa, sacando a pasear unas horas al bebé, preparando comidas, etc.

Si el cansancio no aparece o, al menos, se consigue descansar 6 o 7 horas al día, la batalla ya está casi ganada.

En otras ocasiones, esa soledad de la que hablábamos que se siente al traspasar el umbral de casa viene acompañada de muchas inseguridades sobre el niño, sobre todo acerca de su salud. "Claro", dicen muchas madres primerizas, "como no viene con manual de instrucciones..." De nuevo, no hay que preocuparse. Existen muchos libros sobre los primeros meses del bebé que explican muy bien su evolución y posibles enfermedades y complicaciones. Luego también están las abuelas, que siempre tendrán un consejo para todo. Pero ante todo está el sentido común y, también, la intuición de la pareja, al fin y al cabo es su hijo. Evidentemente, otro gran recurso son los servicios médicos, a quienes se puede llamar sin problema, aunque en general su tendencia es siempre muy conservadora, de modo que ante la mínima duda suelen aconsejar una visita al Centro de Atención Primaria (o Centro de Salud) o al hospital. De ahí la recomendación del sentido común y la intuición de los padres.

65 / 100

PRIMERAS PREOCUPACIONES

Normalmente, durante los primeros días de vida del bebé es cuando aparecen las primeras preocupaciones sobre su salud y bienestar.

El primer temor se presenta ya en la primera noche, cuando el bebé empieza a hacer ruiditos, resoplidos o a estornudar mientras duerme. "¿Estará bien?" Pues sí, los resoplidos son muy normales (a no ser que lo haga cada vez que respire) y los estornudos no son más que una ayuda del propio cuerpo para despejar los conductos nasales. Sin embargo, a veces ocurre todo lo contrario, que el bebé está durmiendo tan silenciosamente que a los padres les asalta la duda de si está realmente vivo. La estampa es muy clásica, ya que miles de padres se han levantado más de dos y tres veces durante la noche para ponerle el dedo delante de la nariz y comprobar que respira, o lo mueven un poco para que emita algún sonido.

Este miedo es muy natural, y más aún cuando los padres leen o son informados sobre la posibilidad de muerte súbita del lactante. Aunque en España afecta a menos de un bebé por cada mil nacidos vivos, se ha convertido en una realidad que atormenta a muchos padres.

Las irritaciones de la piel también son un tema de preocupación. En general, hay que saber que se deben secar muy bien todos los pliegues de la piel (nalgas, cuello, brazos, piernas y entre los dedos). Una vez bien secos se le puede aplicar un poco de crema, que debe ser especial para bebés, puesto que el resto de cremas suelen contener productos químicos que podrían dañarles la piel. Un buen consejo para evitar estas irritaciones es lavar muy bien toda la ropita que se le vaya a poner o que vaya a estar en contacto con él (como la ropa de cama) y aclararla muy bien para eliminar una concentración excesiva de jabón o suavizante.

Sin embargo, la irritación de piel más común es la DERMATITIS DEL PAÑAL, que se produce por un contacto prolongado de la piel con las micciones o las heces contenidas en el pañal. En general, la humedad provoca que la piel sea más susceptible a las escoceduras, y más aún si se ve expuesta a las sustancias químicas de la orina. También los agentes digestivos que se encuentran en las heces atacan la piel y la hacen más vulnerable a la irritación. De modo que cambiar periódicamente el pañal será una buena rutina para evitar este tipo de dermatitis. Mantener el bebé limpio y seco evita muchos males.

Otra de las grandes preocupaciones/obsesiones de los padres durante los primeros meses de vida del bebé es que éste coja peso. De hecho, se convierte casi en una urgencia si, al nacer, el bebé no alcanzó los 3 kg. Dado que en el primer y segundo día de vida todos los bebés pierden algo de peso, es muy conveniente que empiece a engordar cuanto antes, pues es un síntoma inequívoco de que el bebé recibe una buena cantidad de alimento. Normalmente, la mayoría de bebés empiezan a ganar peso enseguida y de forma evidente, pero si éste no es el caso y existen dudas de si estará comiendo lo suficiente (esto ocurre a veces al dar de mamar, ya que no se controla de forma exacta la cantidad de alimento que recibe), lo mejor será pesar al bebé de forma periódica. No es necesario comprarse una balanza, ya que en la mayoría de farmacias hay balanzas especiales para bebés. En este caso, lo recomendable es realizar la pesada más o menos a la misma hora del día y más o menos con la misma ropa, para evitar que factores externos afecten el valor obtenido (no es lo mismo pesar al bebé desnudo que con pañal y body, por ejemplo). Si va ganando peso no hay de qué preocuparse, pero si no es así hay que hacer una visita al pediatra con urgencia.

66 / 100

SENTIDOS DEL BEBÉ

Aunque pueda resultar sorprendente, el desarrollo de los sentidos del bebé no se inicia a partir de su nacimiento, sino que este proceso ya se encuentra durante la gestación (véase el capítulo "**Sensorialidad fetal**"). Por tanto, al nacer, el bebé no empieza de cero su experiencia sensorial.

De los cinco sentidos, el de la vista es el que menos se desarrolla en la etapa fetal, por lo que tras el parto se convierte en el que más rápidamente evoluciona. Todos los bebés nacen con una visión que se conoce como "periférica", que es la capacidad de ver por los lados, pero poco a poco van desarrollando la capacidad de enfocar la vista sobre un punto determinado. Al principio serán capaces de centrar su mirada en algún objeto que esté colocado entre 20 y 40 cm de distancia, pero al final del primer mes ya podrán enfocar objetos situados a 1 m. A la vez, a partir de la segunda semana serán capaces de captar más matices de luces y sombras. Eso significa que a esta temprana edad lo que más les va a llamar la atención son formas que presenten fuertes alternancias, como un pingüino de peluche (por la alternancia entre el blanco y el negro), un jersey a rayas, etc.

A medida que el bebé vaya fijando su mirada en distintos objetos, se pueden ir practicando ejercicios de seguimiento, el mejor de los cuales es colocarlo en brazos delante de la propia cara, mirándole a los ojos, e ir girando lentamente la cabeza para que la vista del bebé siga el movimiento, sin que se corte la mirada.

Durante el primer mes los bebés prestan mucha atención a las voces humanas, especialmente a la de su mamá y a aquellas más agudas. Quizá sea por esto último que a esta edad todos los adultos fuerzan sus voces para hablarles de ese modo tan peculiar ("agugú", "agagá"), que podríamos catalogar como "el modo bebé". Además, su nivel de sensibilidad acústica es muy alto, de modo que posiblemente se pongan a llorar a moco tendido si se entra en algún espacio muy ruidoso, girando la cabeza en dirección contraria al origen del ruido. En cambio, ante un sonido armónico, como la música clásica, o el que emiten algunos de los juguetes para bebés (aunque se conviertan en una tortura para los padres), se sentirán cómodos y se girarán hacia el foco del sonido.

A través del tacto, las personas somos capaces de percibir y transmitir muchas sensaciones, pero las más importantes para el bebé son aquellas que podrá recibir de sus padres a través de los mimos y las caricias. No hay que desaprovechar ningún momento para transmitirle mediante el tacto todo el amor y la protección que se le pueda ofrecer. Sentirse contenido, apretado en brazos, le ayudará a calmarse y le hará estar más tranquilo y feliz. Además, según diversos estudios, el contacto táctil temprano durante el primer año de vida puede tener influencia sobre el aprendizaje, nivel de actividad, adaptabilidad, conducta exploradora, capacidad para superar el estrés y desarrollo inmunológico futuro del bebé.

El sabor es otro de los sentidos que usará el bebé para ir mostrando sus preferencias. Al ir introduciendo, poco a poco, otros alimentos, aparte de la leche, puede llegar a sorprender la preferencia por sabores muy intensos, como el limón, pero a medida que vaya probando más cosas irá afinando o seleccionando sus gustos, incorporando nuevos o aborreciendo algunos antiguos. Bueno, un poco como hace todo el mundo durante su vida, ¿no?

Durante el primer mes, mientras el bebé va desarrollando su vista, es el olfato el que mejor le guía hacia su primera necesidad, la comida. Especialmente si se le da el pecho, resulta sorprendente ver cómo tan pequeño su instinto y su olfato le llevan hacia el pecho de la madre. En ocasiones, si la madre está sentada en la habitación del bebé con el pecho descubierto, preparada ya para darle de comer, pero se retrasa un momento para recoger un empapador o lo que sea, el bebé se impacienta porque rápidamente ha percibido el olor de la comida, un olor que podría diferenciar tranquilamente del de otras madres en caso de que estuvieran dando el pecho en esa misma habitación.

67 / 100

EL BAÑO

Aunque hay tantos padres que afrontan con ilusión el momento de bañar a su bebé (para que se relaje, para que encuentre un medio parecido al de la barriga de su mamá, etc.) como que temen ese momento ("que no se me resbale", "que no trague agua", etc.), la verdad es que no hay necesidad de bañar a un recién nacido, siempre y cuando se le limpie bien la zona del pañal cada vez que se le cambia.

El primer baño del bebé se aconseja que sea al día siguiente del nacimiento y que esté supervisado por la **matrona** o la auxiliar de enfermería, para aconsejar y ayudar si es necesario. Una vez en casa, desde luego que se le puede bañar, pero lo recomendable es esperar dos o tres semanas, hasta que se le haya caído el trocito de **cordón umbilical** que lleva pegado al ombligo. La razón no es otra que la de intentar mantener esa zona lo más seca posible para evitar posibles infecciones y para acelerar el momento de su caída. Hasta que esto ocurra, y si no se pueden reprimir las ganas, se le puede bañar brevemente, sin sumergir el ombligo. También se le puede lavar repasándole todo el cuerpo con una esponja húmeda.

Igualmente, una vez haya desaparecido el cordón umbilical, se recomienda no bañar al bebé más de una o dos veces por semana, ya que si se hace más a menudo se corre el riesgo de resecarle demasiado la piel.

Para bañarlo bastará con llenar una bañerita de bebé (aunque también se puede hacer directamente en una pila o un balde grande) con agua caliente. La temperatura deberá ser similar a la del cuerpo humano (36-37 ºC), y se puede medir a través de un termómetro flotante, de esos que se ponen directamente sobre el agua (de venta en cualquier tienda de puericultura), o sencillamente tocándola con alguna parte sensible del cuerpo, como el codo o el revés de la muñeca.

Antes de poner el agua, se puede cubrir el fondo de la bañera con una toalla limpia, así se evitará que el bebé resbale en su interior. Otra precaución a tomar antes del baño es la de caldear bien el ambiente (22-24 °C), poniendo la calefacción o encendiendo alguna estufa infrarroja de esas portátiles, por ejemplo.

Al introducir y mantener el bebé en el agua, sobre todo hay que sostener con atención la cabeza, pues es la extremidad que menos sujetan. Una vez dentro se le puede ir lavando con una esponja. En caso de querer utilizar jabón, hay que asegurarse de que sea neutro o especial para bebés.

No conviene que el baño sea muy largo, pues el agua se va enfriando y, con ella, también el bebé. Al sacarlo del agua hay que taparlo muy bien con una toalla, si tiene capucha mejor que mejor, para evitar el contraste de temperatura al salir. Luego hay que secarlo suave y concienzudamente, repasando bien todos los pliegues de la piel. Una vez está bien seco, si lo precisa se le pueden aplicar algunas cremas para aliviar irritaciones o simplemente para hidratar la piel.

No cabe decir que bañar a un bebé es una labor de extrema precaución, donde hay que moverse y actuar con suavidad y destreza a la vez, para que el niño se sienta seguro. Por ello es muy importante que antes de empezar el baño se tengan todos los utensilios necesarios a mano. También no estará de más tener una toalla seca extra cerca por si surge un imprevisto (llaman a la puerta, se ha olvidado el pijama en otra habitación, etc.) que obligue a sacar el bebé de la bañera.

El baño es un momento y un espacio de placer para el bebé, que también se puede aprovechar para hacerle luego un buen masaje de cariño y relax. Por otro lado, hay que evitar bañar con frecuencia al bebé si es una actividad con la que no disfruta y lo pasa mal.

68 / 100

LLANTO

Durante varios meses de su vida, el llanto es la única herramienta que tiene el bebé para avisar, para expresar su intranquilidad y sus necesidades: porque quiere contacto, porque tiene hambre o sueño, o está cansado, o se ha hecho caca, o porque le duele algo, etc.

Conocer exactamente qué es lo que le molesta al bebé para ponerle remedio supone muchos quebraderos de cabeza para los padres, a quienes en ocasiones no les queda otra que ir tirando de intuición a la vez que van descartando posibilidades. Por ejemplo, si está llorando en la habitación y, tras entrar la madre, no se calma, a lo mejor es que tiene hambre. Pero no quiere comer, "pues sueño no puede ser porque se acaba de levantar de una siesta muy larga". Será pues que tiene el pañal sucio. Pero no, está limpio. "¿Tiene fiebre?" "No, está a 36,5 ºC..." Y así descartando posibilidades hasta dar en la diana. Bueno, de hecho, muchas veces se consigue calmar al bebé sin haber terminado de entender muy bien qué le pasaba.

Lo importante en todos los casos en que el bebé esté llorando es atenderle siempre. Al contrario de lo que algunos padres puedan llegar a pensar, el bebé no llora "para darles la noche", o porque es un ser egoísta que no piensa en el descanso de los padres y que exige atenciones especiales en todo momento, "tomándoles el pelo". No, sólo es un mecanismo de defensa, heredado tras millones de años de evolución al servicio de la supervivencia, pues comer, dormir, estar protegido por los progenitores, quejarse ante un malestar físico, etc. fue tan importante para el *Homo sapiens* como lo es en la actualidad para nosotros. Evidentemente, las cosas han cambiado mucho, pero no ese instinto del bebé que clama por su supervivencia.

Sobre esta cuestión del llanto, han surgido algunas teorías que aconsejan dejar llorar al bebé durante espacios de tiempo cronometrados, especialmente durante la noche. Pero esto no es más que un modo de sociabilizar al bebé, de enseñarle cómo queremos nosotros que se comporte: que duerma toda la noche, que tenga paciencia si tiene hambre o caca, etc. Pero el bebé aún es demasiado pequeño para aprender estas cosas, ahora es sólo instinto. Si realmente se le quiere enseñar algo, que sea que siempre puede contar con el cariño de sus padres, que estarán allí en cuanto pida un poco de atención. De este modo no sólo se satisfacen sus necesidades inmediatas, sino que aprende que cuando llama es atendido, y al sintonizar con el afecto tierno de los padres y encontrarse seguro va desarrollando el sentimiento básico de seguridad, que es la base afectiva sobre la que construirá, con los años, su personalidad, la de un ser racional autónomo y resiliente (que es la capacidad de asumir con flexibilidad situaciones límite o complicadas).

Para tratar de calmar los llantos del bebé se le puede coger en brazos y acunarle cariñosamente (temer a que "se acostumbre a los bracitos" es como temer que se acostumbre a las canciones para dormir o a su peluche preferido… ¡Claro que se va a acostumbrar!, ¿y quién no se acostumbra a las cosas buenas de la vida?, y más si son muestras de cariño de sus padres. No hay que preocuparse, con el tiempo todas las costumbres adquiridas se irán cambiando por otras nuevas). Otra forma de intentar consolarle es realizándole un masaje relajante (véase el capítulo "**Shantala**"), o también se le puede tumbar boca arriba con la cabeza sobre las rodillas de su padre (por ejemplo) y que éste entrecruce sus manos encima de su cabecita (los bebés experimentan una gran seguridad cuando sienten su cabeza protegida, en contacto con algo. Uno ya puede acostarlos en medio de la cuna que, al poco rato, ellos solos se recolocan con la cabeza pegadita a los barrotes). Todo ritmo continuo y monótono también resulta de ayuda para tranquilizarles, al cantarles, al mecerlos, etc. Lo importante en la tarea de calmarlos es no perder la calma, puesto que la irritabilidad se contagia a una velocidad increíble, y nunca jamás zarandearlos ni sacudirlos con brusquedad. Si se pierde la energía o la paciencia es bueno pedir ayuda, a la pareja, a un familiar, a quien sea, descansar un rato y retomar el consuelo una vez se hayan recuperado las fuerzas.

69 / 100

SHANTALA
(O MASAJE INFANTIL)

Técnica milenaria de masaje hindú para bebés que descubrió (para el mundo occidental) el médico francés Frédérick Leboyer de las manos de una mujer india, llamada Shantala, en las calles de Calcuta mientras ésta masajeaba a su bebé.

La esencia del masaje Shantala es potenciar el vínculo entre la madre y el bebé, dar y recibir amor, y entre sus beneficios están, aparte de los evidentes, la estimulación del sistema nervioso del bebé y la mejora de su sistema respiratorio, el alivio de las molestias ocasionadas por gases, cólicos o el estreñimiento, el fortalecimiento del sistema muscular y psicomotor del bebé, y un larguísimo etcétera. De hecho, el Shantala no es sólo un masaje para la mejora física del bebé, sino también para su mejora espiritual, como una resintonización entre madre, hijo y mundo. O sea que, tomado en serio, el Shantala es algo mucho más trascendental y profundo que un simple masaje para aliviarle los cólicos, por ejemplo. Evidentemente, resulta imposible explicar toda su profundidad y sus técnicas en estas páginas, cuando se han dedicado libros enteros a ello, pero no dejaremos pasar la oportunidad de explicar al menos una de sus técnicas: el masaje de pecho.

Ante todo, y para ser estrictos con la filosofía del Shantala, antes de empezar hay que saber que el masaje Shantala se debe realizar siempre en el suelo. Bebé y madre. Se puede tumbar el bebé en una toalla limpia, completamente desnudo (sin pañal) y en una sala caldeada. El aceite de masajear debe ser vegetal, nunca mineral.

Para el masaje de pecho hay que untarse las manos de aceite y colocárselas sobre el pecho. Después hay que dejar que se deslicen hacia los lados (la mano derecha hacia la derecha y la izquierda hacia la izquierda), como si se pretendiera alisar las páginas de un libro. Este movimiento se irá repitiendo incrementando poco a poco la presión de las manos. Después, en una lenta transición, se pasa al siguiente movimiento: con las manos en la postura inicial, sobre el pecho del bebé, primero se desliza una mano hacia el hombro contrario y luego se hace lo mismo con la otra mano. Este movimiento se va repitiendo como si fuesen las olas del mar, una detrás de otra, y también incrementando la presión de las manos poco a poco. El masaje de pecho termina conectando el segundo movimiento con una ligera caída de la mano contra el cuello del bebé.

Cuando se termina el masaje, después de esta técnica y muchas otras, ya que el masaje puede ser tan largo o corto como lo disfrute el bebé, se debe quitar el exceso de aceite con un baño.

Para profundizar mucho más en las técnicas y la filosofía del Shantala se puede consultar el libro *Shantala, un arte tradicional*. También se puede encontrar mucha información sobre el masaje infantil en general en la página web de la Asociación Española de Masaje Infantil (AEMI): www.masajeinfantil.es.

Evidentemente, cualquier tipo de masaje, hecho desde y con amor, siempre será bien recibido por el bebé (al menos durante unos minutos). El masaje se ha descrito como el lenguaje del tacto, o sea que con paciencia y cariño se le puede transmitir al bebé todo el amor, la tranquilidad y la seguridad que se desee. Incluso sin saber nada sobre masajes, el hecho de ir acariciándole con suavidad distintas partes del cuerpo seguro que le proporciona ratos de un gran bienestar. Además, las miradas, el juego y las sonrisas compartidas crearán momentos de gran complicidad. La inversión (de tiempo y dinero) es mínima y los beneficios (en bienestar y salud), impagables.

70 / 100

BABY GYM
(ESTIMULACIÓN TEMPRANA)

Método de estimulación del bebé que favorece su desarrollo afectivo, cognitivo y motriz.

El método consiste en sesiones dirigidas por profesionales en las que se asesora y se ayuda a los padres a estimular de forma correcta a su bebé. Dicha estimulación va dirigida a fortalecer bien sus músculos, despertar sus sentidos, estimular su sistema digestivo e inmunológico, aumentar su control emocional, ampliar su habilidad mental, etc. Siempre en busca del bienestar físico, emotivo e intelectual del bebé. La teoría explica que durante los dos primeros años de vida nuestro cerebro experimenta un crecimiento acelerado, y que se trata de aprovechar este tiempo para estimular las conexiones neuronales para que de este modo las capacidades del bebé (comunicación, pensamiento, capacidad física, habilidades sociales, etc.) alcancen un óptimo desarrollo. Las actividades que se plantean son muy variadas, y se aplican unas u otras según la edad del bebé y su evolución. La forma de trabajar es a través de masajes, caricias, ejercicios y cualquier otra actividad que aúne contacto e interacción de los padres.

La importancia de que las sesiones las realicen profesionales radica no sólo en el control de una buena técnica o actitud de los padres frente a las actividades, sino en la necesidad de prevenir un exceso de estimulación del bebé, pues los beneficios que se pretenden se podrían tornar en contraproducentes.

Normalmente las sesiones se suelen organizar y realizar fuera de la sanidad pública (en centros o cursos privados), y es el mismo profesor quien asesora a la familia sobre la periodicidad en que deben practicarse las actividades. En ocasiones, una hora semanal suele ser suficiente, pero dependiendo del caso se podría precisar un aumento de estimulación.

Las características y los beneficios del Baby Gym son mucho más amplios y complejos de lo que podemos contar aquí, de modo que si se desea obtener más información se puede visitar la página web www.babygyminstitute.com.

71 / 100

¿PECHO...

Según la Organización Mundial de la Salud, la nutrición ideal hasta los seis meses de vida es la lactancia materna exclusiva (sin otras bebidas), y a partir de aquí se puede seguir con leche materna hasta los 2 años o más, a la vez que progresivamente se van introduciendo otros alimentos en su dieta.

En general, la elección de alimentar al bebé con lactancia materna prácticamente sólo tiene ventajas. La más importante es que la leche del pecho de cada madre es la perfecta para alimentar a su hijo (además de estar en las mejores condiciones higiénicas y a la temperatura ideal). No sólo es rica en azúcares (lactosa), proteínas de fácil digestión (suero y caseína) y grasas (ácidos grasos), sino que su composición y producción se adaptan perfectamente a las distintas necesidades del bebé en cada momento.

Respecto a su composición, la primera leche que el bebé extrae del pecho al mamar es más líquida y con menos grasas, pero minuto a minuto se enriquece con más grasas, o sea calorías, de forma que se habla de leche del principio (más líquida y abundante en lactosa) y leche del final (más grasa). Pero este mecanismo de alimentación consigue rizar el rizo al ser capaz de amoldar la producción al consumo del bebé, de modo que un bebé que consuma poca leche se encontrará con un pecho que produce menos leche, y un bebé que consuma más se encontrará con un pecho con mayor cantidad. La producción, pues, va a demanda: tanto comes, tanto produzco. Es por esta razón que hay que dejar mamar al bebé en el primer pecho hasta que lo suelte, ya que así, además de vaciar completamente al menos una de las mamas en cada toma, la madre se asegura de que haya ingerido la leche del final, más rica en grasa. Después del primer pecho, el bebé puede descansar y eructar, y a continuación ya se le puede ofrecer la otra mama. Si en cada toma vacía al menos una de las dos mamas (de forma alterna), a la madre le alivia la tensión y le disminuye el riesgo de sufrir una congestión y una posterior **mastitis**.

Pero la capacidad de adaptación de la leche al bebé no termina ahí, puesto que se sabe que su composición no es la misma por la noche que por la mañana y que se va modificando a medida que el niño va creciendo. Y más aún, la leche de madres que han dado a luz a **bebés prematuros** contiene más proteínas, grasas, sal y más factores inmunitarios durante el primer mes, adaptándose a sus necesidades especiales.

Más ventajas. La leche materna aporta una importante cantidad de anticuerpos y factores que refuerzan el sistema inmunológico del bebé y que, por tanto, le protegen frente a infecciones y disminuyen los procesos alérgicos, como asma, rinitis o dermatitis atópica. Otras ventajas muy apreciadas por las madres son que es gratuita y siempre está a punto, lista para servir en cualquier momento y circunstancia. Además, dar el pecho es un momento sumamente gratificante para ambos, una ocasión para aunar alimento con cariño y ternura.

Entre los inconvenientes está el que a algunas madres les resulta más "esclavo" dar el pecho que el biberón, en el sentido de que las tomas son mucho más largas y frecuentes, y que la única que puede dar el pecho es la madre, de modo que no es una tarea que pueda compartir con otros miembros de la familia, algo que sin duda le aportaría un poco más de descanso.

La elección de dar el pecho, evidentemente, tiene que ser libre y consciente, y es importante tomar la decisión antes de dar a luz. Sin embargo, si al nacer el bebé se decide dar el pecho pero luego se cambia de opinión, el proceso de cambio de pecho a biberón es mucho menos traumático para la madre que si decide primero darle biberón y luego quiere pasarse al pecho. En ocasiones, también se da el caso de mujeres que eligen para su hijo una alimentación combinada: pecho durante la mañana y las tardes, por ejemplo, y biberón por las noches (de leche artificial o materna, eso ya depende), así se pueden turnar con su pareja. Pero hay que saber que, si los biberones no son de su leche, la lactancia mixta (leche materna más leche artificial) durante los primeros meses puede conducir a la desaparición del amamantamiento.

72 / 100

…O BIBERÓN?

Aunque no hay discusión acerca de que la lactancia materna es mejor para la alimentación y la salud del bebé, la lactancia artificial también tiene sus ventajas. De entrada, la expresión de ese vínculo entre madre e hijo cuando se le alimenta, ese momento de armonía y cariño entre los dos, también se abre ahora a otros miembros de la familia, especialmente al padre, aunque también podrán probarlo los abuelos, hermanos mayores, etc. Además, eso significa que durante el día o la noche la madre no será tan "esclava" de su bebé, puesto que podrá darle de comer otra persona. Eso se traduce en más tiempo para ella, para poder descansar (especialmente durante las primeras semanas tras el parto), trabajar o hacer las compras, por ejemplo, y también para la pareja en general, puesto que podrán salir a cenar, al cine, etc., ya que un familiar o un canguro se podrán encargar de alimentar y cambiar al bebé (esta posibilidad también es viable entre las parejas que han decidido dar el pecho. El día que quieren salir al cine, la mujer se saca leche y la guarda en la nevera para que el canguro se la dé en biberón cuando el bebé tenga hambre).

Sin duda, muchas madres también agradecen no tener que estar pensando continuamente de qué modo afectará a la leche materna todo aquello que ingieran. Por tanto, podrán permitirse sin cargo de conciencia beberse unas copas de vino al salir a cenar, por ejemplo.

Otra ventaja es que la leche artificial cuesta un poco más de digerir que la leche materna, de modo que el bebé se siente saciado durante más tiempo. Por tanto, pide comer menos veces durante el día y, sobre todo, durante la noche. Además, el biberón permite saber en todo momento la cantidad de alimento que está tomando el bebé, un dato importante para saber rápidamente si se está alimentando bien (o sea, ganando peso) o no.

Toda mujer que elija para su bebé la leche artificial ya se puede olvidar de todos los posibles problemas e inconvenientes de la lactancia materna relacionados con los pechos: no se le agrietarán los pezones, no se le obstruirán los conductos mamarios (evitando la posibilidad de sufrir una **mastitis**), no sentirá ese dolor o incomodidad cuando los pechos están a rebosar, ni tampoco le gotearán los pezones nada más oír llorar al bebé. Tampoco tendrá que aguantar largas horas nocturnas con el bebé pegado a la teta, utilizando el pezón sólo como un chupete con el que poder dormirse.

Entre las desventajas de la leche artificial está, sobre todo, el no poder aportar al bebé todos los anticuerpos y otros componentes que sí aporta la leche materna. Aunque contiene todos los nutrientes que un bebé pueda necesitar, los fabricantes de leche artificial no pueden igualarla con la materna.

La leche artificial, además, comporta un gasto económico, no sólo porque hay que comprarla, sino porque también precisa un amplio arsenal de biberones, tetinas y otros utensilios para poder administrarla. Además, es necesario prepararla, lo que, aparte de comportar una inversión de tiempo extra (viajes a la cocina a altas horas de la noche), supone un gran trastorno cuando al bebé le entra hambre en un momento inadecuado (porque no es su hora y pilla desprevenida a la madre, porque la familia se ha ido a la montaña de excursión y se han dejado la leche en el hotel, etc.). Todo ello comporta una inversión extra en organización y previsión. Algo muy sencillo aparentemente, pero que al tener que hacerlo todos y cada uno de los días durante meses puede terminar estresando un poco.

La fabricación de leche artificial para lactantes está reglamentada por la Comunidad Europea, y se elabora a partir de la leche de vaca, modificándola para imitar en lo posible la leche de mujer. En casa, si esta leche es en polvo es muy importante reconstituirla adecuadamente, tal como indica el envase (en general, una medida bien rasa por cada 30 ml de agua), y extremar las medidas higiénicas: manos limpias al prepararla, lavar inmediatamente todos los utensilios al terminar la toma y secar bien el biberón y la tetina para evitar que se queden restos pegados.

Si la madre ha decidido alimentar a su bebé con leche artificial, después del parto se le administrará un tratamiento inhibidor para cortar la producción de leche.

73 / 100

SUBIDA DE LA LECHE

Tras el parto, después de entre dos y cuatro días dándole el pecho al recién nacido, que se habrá ido alimentando de **calostro**, se produce la subida de la leche, la cual no es automática ni se produce del mismo modo y en el mismo tiempo en todas las mujeres. En primer lugar, para favorecer la subida es crucial que el bebé succione adecuadamente, con una colocación correcta y con frecuencia.

Respecto a la colocación hay que saber, de entrada, que los neonatos que se enganchan al pecho en la primera hora de vida establecen ya un buen reflejo de succión. Aparte de esto, para amamantar correctamente hay que conseguir que su boca abarque no sólo el pezón, sino también la areola y una porción del pecho, para que con su lengua pueda aplastar la punta de la mama contra el paladar para extraer, mediante succión, la leche. En los primeros días, dar agua o suero glucosado (además de producir en algunos niños confusión en el reflejo de succión) retrasa la subida de leche, ya que disminuye la succión en la mama y, en consecuencia, la producción de prolactina, hormona que estimula la producción de leche. Además, merman la confianza de la madre. Durante el primer mes, o hasta que la lactancia esté bien establecida, hay que evitar darle el chupete al bebé, porque produce confusión tetina-pezón, que le dificulta el agarre correcto, provocando dolor y grietas en los pechos.

Respecto a la frecuencia, es importante que el amamantamiento en los primeros días se produzca "a demanda", sin horario, dándole el pecho siempre que muestre deseos de succionar. A partir del segundo día, una frecuencia de entre 8 y 12 veces cada 24 horas estimulará adecuadamente las hormonas para producir leche. Cuantas más veces mame, más leche se segregará.

En los dos primeros días, los pechos se preparan para la producción de leche, con un aumento del flujo sanguíneo que da la sensación de tensión y dolor (no hay que preocuparse, es normal). Si todo sigue su cauce, hacia los 3 o 4 días, y coincidiendo con el paso de calostro a leche de transición, se produce un aumento brusco de producción de leche (la famosa "subida de la leche"), que se acumula en los conductos y alvéolos y los distiende.

Al principio, esta subida de leche puede resultar un tanto molesta, pero la incomodidad desaparece tan pronto el bebé empieza a vaciar las mamas. Sin embargo, si el bebé no está mamando adecuadamente, no se está dando salida a ese exceso de leche y los pechos se vuelven pesados, duros, muy sensibles, llenos de leche a rebosar, tan llenos y congestionados (como un globo) que seguramente el bebé no pueda agarrarse y no consiga, por tanto, sacar la leche, con lo cual se entrará en un círculo vicioso que producirá aún más tensión en los pechos por falta de su principal vía de vaciado. Si el problema no se resuelve, se pueden llegar a obstruir los conductos del pecho y producir una **mastitis**.

Si se ha producido una congestión mamaria, antes de ponerse el niño al pecho se facilitará la salida de la leche aplicando agua caliente (al ducharse, o con unas compresas) sobre las mamas, a la vez que se realiza un suave masaje en dirección a los pezones. Pero si el pecho está tan terso que aun así el bebé no consigue agarrarse, será la misma madre quien deberá vaciarse un poco las mamas, y podrá hacerlo manualmente, con un suave masaje circular con las puntas de los dedos, presionando a 3-4 cm del pezón con el pulgar y el índice hacia atrás (hacia las costillas), presionando luego la areola por detrás del pezón y rotando los dedos para masajear todos los cuadrantes; o con un sacaleches, hasta que consiga que se ablande la mama y el bebé se agarre. La leche que se vaya sacando la madre se puede guardar.

Tras la toma, unas compresas de agua fría (o una bolsa de guisantes congelada) sobre la zona dolorida ayudará a aliviar el dolor gracias a su efecto antiinflamatorio y vasoconstrictor. Pero, sin duda, ¡nada aliviará tanto la congestión como la succión del bebé cuando consiga mamar! ¡Es el mejor sacaleches!

Para evitar una congestión mamaria, hay que favorecer el amamantamiento precoz y frecuente, con una postura correcta, y asegurarse de que el bebé vacía bien al menos uno de los dos pechos, alternativamente. Si el dolor de la congestión es muy intenso, se deberá acudir al médico para que recete algún analgésico adecuado.

74 / 100

POSTURAS PARA AMAMANTAR

Conocer distintos tipos de posturas para dar el pecho resulta muy práctico, y no sólo para que al ir alternándolas se consiga vaciar mejor todos los conductos de la leche y evitar posibles congestiones (véase el capítulo "**Mastitis**"), sino porque cada bebé y cada madre deberán hallar la que mejor se adapte a ellos y a sus circunstancias.

Durante las primeras semanas de lactancia se suele recomendar la POSTURA CRUZADA. Es la clásica, donde el bebé se coloca barriga contra barriga con la madre y ésta le sostiene parte de la espalda y la cabeza con una mano (la contraria al pecho donde esté el bebé) mientras con la otra se coge el pecho (el pulgar sobre la aréola y el resto de dedos debajo, pero sin pinzar la mama) para acercárselo debidamente.

La POSTURA DE RUGBY también es muy interesante, especialmente para aquellas madres que tengan gemelos. Aunque al principio podrán amamantarles por separado, a la larga se observará las enormes ventajas que tiene hacerlo a la vez, pues la inversión de tiempo se reduce a la mitad. También es muy útil para aquellas mujeres que han tenido un parto por **cesárea** y quieren evitar que el bebé les toque la cicatriz. La postura consiste en colocar al bebé con el cuerpo y las piernas por debajo de la axila (de la axila derecha si se da el pecho derecho), igual como se haría si se corriera con un balón de rugby bajo el brazo. Si al principio resulta un poco incómodo o una no se siente segura, se le puede pedir ayuda a la pareja para que sostenga el cuerpo del bebé mientras ella se centra en colocarlo debidamente al pecho.

Más adelante, cuando ya se le haya pillado el tranquillo al tema de dar el pecho, resultará muy cómodo hacerlo TUMBADA EN LA CAMA. La posición es bien sencilla. La madre se coloca de lado, con el pecho con el que va a empezar del lado del colchón, y se pone enfrente al bebé, también de costado y encarado al pecho. Sin duda se trata de una postura muy cómoda si una quiere darle el pecho por la noche sin salir de la cama (muchas madres pueden seguir durmiendo o descansando mientras el bebé se alimenta), y totalmente imprescindible si se va a practicar el **colecho** (se han hecho estudios en los que a madres que practicaban el colecho se les preguntaba cuántas veces el bebé había comido esa noche. Las madres respondían que tres o cuatro veces, pero las grabaciones de control terminaron demostrando que habían comido hasta dos o tres veces más. Es decir, ¡ellas ni se habían enterado!).

Es crucial aprender en la Maternidad la correcta colocación del bebé en el pecho. Si el niño está bien colocado, no se produce dolor, se evitan las grietas, la leche fluye correctamente y al vaciar bien las mamas se evita la ingurgitación (acumulación excesiva y dolorosa de leche en las mamas). Si cuando el bebé se engancha en el pecho la madre siente dolor, deberá introducir un dedo por la comisura de la boca del bebé para que se suelte y, a continuación, volver a intentar el agarre correcto, hasta que logre que no haya dolor.

Antes de empezar a dar el pecho, madre e hijo deben estar relajados y en una postura cómoda. Ambos deben estar enfrentados, ombligo con ombligo, y la cabeza del bebé alineada con su tronco. Para conseguir un buen agarre, se acercará el bebé al pecho, con el pezón hacia su nariz, de modo que se consiga estimularle a abrir bien la boca para agarrarse a él. En el instante en que el bebé abra bien la boca, si con un rápido movimiento se empuja su cabeza hacia el cuerpo de la madre, la boca bien abierta abarcará la areola y una parte de la mama, consiguiendo el enganche perfecto. Para comprobarlo, se podrá observar el labio inferior del bebé bien doblado hacia fuera.

Dar el pecho no tiene que doler, como mucho se pueden sentir pequeñas molestias los primeros días. Las grietas son heridas del pezón o la areola, que pueden evitarse si la colocación es correcta (con la boca muy abierta y el bebé junto a la mama para no estirar el pezón).

Antes de amamantar no hay que lavar el pezón, y tras la toma hay que dejar secar la leche sobrante sobre el pecho, sin quitarla. Si se usan protectores hay que cambiarlos a menudo para evitar que haya humedad continua en esta zona.

75 / 100

LA LIGA DE LA LECHE

Organización internacional no gubernamental sin ánimo de lucro que ofrece información y apoyo a las madres que desean amamantar a sus hijos.

Dar el pecho puede ser la cosa más fácil del mundo o la más complicada. La verdad es que en muchas ocasiones la experiencia empieza siendo un poco liosa debido en gran parte a la abundancia de información que hay que tener controlada en poco tiempo: la postura del bebé, la colocación de la areola en su boca, la extracción de leche, el correcto vaciado de los pechos, etc., pero pronto termina convirtiéndose en el acto natural que es, es decir, en un acto primario, instintivo, que no precisa de reflexión o control. Sale solo.

Evidentemente, cada mujer es distinta, de modo que a algunas les resultará más fácil que a otras empezar a pillarle el tranquillo. Para aquellas mujeres a quienes les cuesta dar el pecho, o que sienten una gran inseguridad sobre si lo hacen correctamente o no, existe un gran número de grupos de apoyo a la lactancia materna (dirigidos generalmente por madres que en algún momento tuvieron dificultades en este proceso y que desean ayudar a otras madres, y que previamente han recibido formación en lactancia materna, comunicación y dinámica de grupos) que sin duda estarán encantados de poder ayudar a cualquier madre en este tema. La Liga de la Leche es una de estas asociaciones, y trabaja a nivel nacional, de modo que en muchas ciudades españolas tienen una delegación a la que poder dirigirse para recibir asesoramiento. Si una madre no se encuentra cerca de ningún centro de esta asociación, seguro que por su zona existen otras con los mismos objetivos y facilidades, como Amamantar (www.amamantarasturias.org), en Asturias, por citar alguna.

En todas las poblaciones donde está presente, La Liga de la Leche organiza reuniones (normalmente en espacios públicos, como centros de salud o culturales, casas de la mujer, etc.) donde las monitoras formadas por la asociación y otras madres comparten sus experiencias, dudas, miedos, etc. A la vez, las monitoras ayudan a resolver cualquier duda o cuestión que los asistentes les puedan plantear.

A veces, poder compartir ciertas inquietudes con mujeres que han sentido o sienten lo mismo que una ayuda a relativizar los problemas, a quitarles peso y a aliviar la presión social o la del entorno familiar, que en ocasiones asfixia a las madres. También se adquiere confianza en una misma, reforzándose esa idea de que son verdaderamente los padres quienes más saben sobre sus hijos. Las reuniones están abiertas a toda la familia, madres, padres e hijos, y a cualquier persona que esté interesada en la lactancia.

Para más información sobre La Liga de la Leche se puede consultar su web, www.laligadelaleche.es, y especialmente su apartado sobre aspectos importantes en la lactancia materna (el cuidado de los pezones, 10 claves de la lactancia materna, colocación al pecho, etc.) en www.laligadelaleche.es/lactancia_materna/index.htm.

Por otro lado, cada vez hay más centros de salud donde se organizan grupos de madres lactantes, apoyadas por **matronas** o enfermeras comprometidas con la promoción de la lactancia materna.

76 / 100

MASTITIS

Infección de la glándula mamaria.

Cuando se produce una obstrucción en alguna de las mamas se corre el riesgo de que se infecte y derive en una mastitis.

Los síntomas clásicos de la mastitis, aparte del dolor local, son muy parecidos a los de la gripe: fiebre, malestar general, dolor de huesos, etc. En la mayoría de casos también suele aparecer un bulto rojo en la zona infectada.

Para combatir la infección, y dependiendo del estado general de la madre (sobre todo si está grave), se receta un antibiótico, que tiene que ser activo contra el estafilococo (el germen más frecuente en los casos de mastitis, resistente a la penicilina y a la amoxicilina). Tomando antibiótico, normalmente la fiebre desaparece a los dos o tres días, aunque hay que seguir el tratamiento durante los días prescritos por el médico, ya que si no se corre el riesgo de una recaída. Si pasados tres días la fiebre persiste, hay que visitar de nuevo al médico, ya que seguramente se trate de una bacteria muy resistente contra la que habrá que luchar con un nuevo antibiótico. Para acertar el tiro, esta vez es probable que se haga un cultivo de la leche.

Pero, además del antibiótico (si es que se precisa), es importante seguir colocando el bebé sobre el pecho afectado (bueno, sobre los dos pechos más bien, no queremos que ahora aparezca una mastitis en el otro pecho) para conseguir desbloquear la leche retenida. Para desbloquear todos los conductos es muy recomendable ir alternando las **posturas para amamantar**, ya que según cómo se coloque el bebé vaciará más una parte del pecho que otra. Por ejemplo, se puede alternar la postura cruzada con la de rugby para asegurarse el completo vaciado del pecho. De hecho, antes de que aparezca la mastitis, muchas madres que sólo amamantan con la postura cruzada se suelen quejar de cierta congestión en la parte exterior del pecho. Pues bien, esa molestia desaparece rápidamente al adoptar la posición de rugby, puesto que al cambiar de postura el bebé vacía ahora los conductos atascados, justo la zona que está en contacto con su lengua, y de este modo se evita que la congestión vaya a más y se convierta en una mastitis.

Aplicando este método es probable, incluso, que al cabo de veinticuatro horas la fiebre empiece a remitir, lo que significa que seguramente se está curando la infección. Si la fiebre persiste, habrá que decantarse por añadir la solución del antibiótico.

Tanto si se decide solucionar la infección con antibiótico como intentando desbloquear de forma natural la obstrucción infectada, se puede seguir dando tranquilamente el pecho al bebé (¡los dos!).

Los antibióticos no están contraindicados y no hay riesgo de pasarle la infección al bebé a través de la leche. De hecho, seguir dando el pecho es lo más recomendable, puesto que si el pecho infectado no se vacía la mastitis puede derivar en un absceso (aparición de pus en la zona afectada). Por otro lado, también es posible que el bebé rechace ahora el pecho malo, ya que la infección provoca un aumento en la cantidad de sodio de la leche, que hace que sepa más salada. Este aumento de sodio no es perjudicial para el bebé, pero si éste decide no comer del pecho afectado la madre deberá vaciárselo completamente después de cada toma (lo puede hacer de forma manual o con un **sacaleches**).

Es muy importante saber que muy pocas circunstancias médicas son incompatibles con la lactancia materna, aunque por desconocimiento se suspende muchas veces al tomar medicamentos, o plantas medicinales de herboristería. La página www.e-lactancia.org, creada por el antiguo Servicio de Pediatría del Hospital de Denia, permite la consulta de cualquier medicamento o planta medicinal y, en el caso de que suponga riesgo, ofrece alternativas para el mismo tratamiento. Asimismo, permite consultar si un problema o enfermedad materna, como por ejemplo la mastitis, supone riesgo para el amamantamiento.

77 / 100

SACALECHES

Aparato que, durante el período de lactancia, sirve para sacarse la leche de los pechos.

Toda madre que haya optado por alimentar a su bebé con lactancia materna en algún u otro momento va a necesitar sacarse leche de los pechos. En ocasiones se realiza para aliviar un poco la congestión de las mamas y facilitarle la tarea de succión al bebé, que con un pecho tan terso y lleno no consigue engancharse correctamente. En otros casos se realiza el vaciado para poder dar la leche posteriormente al bebé con un biberón, por ejemplo una noche en que la pareja decida salir a cenar y se queda alguien de canguro en casa, o para cuando la madre se incorpore al trabajo y necesite que la abuela, por ejemplo, le dé tres o cuatro biberones mientras ella esté fuera, etc.

Cuando la cantidad de leche a extraer es muy pequeña, hay madres que prefieren hacerlo manualmente, presionando suavemente el pecho con el pulgar por encima de la areola y el resto de dedos por debajo, e ir rotando por todos los sectores de las mamas. Antes de la extracción hay que lavarse muy bien las manos, incluyendo las uñas. Pero si se necesita mucha más cantidad (o hay que sacarse leche de forma regular, o no hay manera de aprender correctamente la técnica de extracción manual) lo más cómodo y rápido es, sin duda, el sacaleches.

De venta en tiendas de puericultura y también en algunas farmacias, se puede hallar un amplio abanico de modelos y precios.

Por un lado están los SACALECHES MECÁNICOS (llamados *manuales*), muy sencillos, económicos, eficaces y completamente silenciosos. Al colocarlo sobre el pecho se hace el vacío y luego, con una palanca, se va controlando el ritmo de extracción. Se puede situar sobre un pecho mientras con el otro se amamanta al bebé, o colocar un saca-leches en cada pecho y extraer leche a la vez.

Por otro lado están los SACALECHES ELÉCTRICOS, que pueden ser sim-ples o dobles. Al ser eléctricos no hace falta que la madre use nin-guna palanca, ya que la succión la realiza por sí solo. Para controlar la presión sobre el pecho disponen de un regulador de potencia. En este caso hay que decir que son algo más caros que los manuales y, evidentemente, hacen algo más de ruido (aunque depende mucho de cada marca). Con los dobles se pueden vaciar los dos pechos a la vez, con lo que se gana en tiempo. Para rizar el rizo, han aparecido en el mercado unos SACALECHES MANUALES DOBLES ELÉCTRICOS, que consisten en un juego de dos sacaleches que, una vez colocados en los pechos, son accionados de forma manual por la madre (mediante una palan-ca) mientras una memoria electrónica registra el ritmo, la velocidad y el grado de succión al que está extrayendo, y luego es el mismo aparato el que sigue haciéndolo de forma automática.

Sin embargo, si las necesidades de extracción son periódicas y muy frecuentes, existen los llamados SACALECHES HOSPITALARIOS, muy eficientes a la vez que voluminosos, menos prácticos, por tanto, si se deben usar también fuera de casa. Como son mucho más caros, está la opción de alquilarlos.

Al terminar de usar los sacaleches, es importante lavarlos con agua caliente y jabón, enjuagarlos y secarlos muy bien para que no que-den restos que puedan contaminar futuras extracciones. Si se lavan al momento resulta mucho más fácil y rápido que si se hace pasadas unas horas.

Una vez se haya extraído la leche, ésta se puede depositar en bol-sas diseñadas a este fin o en recipientes de plástico duro o de cristal, y guardarla un máximo de cinco días en la nevera. También se puede congelar (el tiempo máximo ya depende de las características de cada electrodoméstico en particular), sólo que una vez que se descongele no se podrá volver a congelar. Para descongelar la leche en casa es adecuado que se haga depositándola en la nevera durante unas horas, aunque si se precisa de inmediato se puede hacer bajo el chorro de agua caliente del grifo, o dejando el recipiente de la leche en un bol con agua caliente e ir cambiándola a medida que se vaya enfriando.

78 / 100

¿BARRACUDAS O *GOURMETS*?

Todo bebé de pecho se alimenta a su manera, más o menos fiel a su "estilo", podríamos decir, según su **temperamento**. Para su estudio se han establecido cinco grandes grupos según las pautas de alimentación más habituales.

Los BARRACUDAS son los que van al grano. En cuanto ven el pecho, se abalanzan sobre el mismo y lo aprietan, succionando con energía hasta que se sacian. Los preferidos de todas las madres: rápidos y eficaces, aunque a veces ponen demasiado vigor en su amamantamiento y lesionan el pezón.

Los GOURMETS son aquellos que se deleitan en el pecho. Primero les gusta probar un poco la leche, jugando con el pezón, hasta que pasados unos minutos se deciden a mamar adecuadamente, sin parar de relamerse. No les gusta que les metan prisa, porque se enfadan y gritan si no les dejan disfrutar a su manera.

Los EXCITADOS son los que pierden el control en cuanto ven el pecho. Les entra tal ansia que no son capaces de mamar adecuadamente: se ponen el pecho en la boca pero con la excitación se les vuelve a salir, lo que comporta su enfado y algo más de excitación, y este ciclo se va repitiendo hasta que se consigue calmarlos un poco. Para evitar tanto arrebato lo ideal es darles el pecho tan pronto como se despierten, sin esperar a que lloren de hambre, pero si esto ocurre necesitarán más contacto físico y que se les calme antes de colocarlos al pecho.

Los DORMILONES son unos sibaritas, que gustan del disfrute de la leche materna alternado con el disfrute de una siesta reparadora... Maman durante unos minutos y luego descansan otros tantos; se despiertan y vuelven a mamar para al cabo de poco volver a dormirse, y así durante una hora u hora y media. Para la madre resulta bastante agotador, aunque no hay otra solución que tener paciencia y ser flexible con ellos.

Los INDECISOS son aquellos que no quieren saber nada del pecho hasta que éste rebose leche a raudales. Así que, cuando se dan cuenta, durante los dos o tres primeros días después del parto, de que del pecho no sale más que **calostro**, pierden el interés y apenas maman. A estos bebés hay que estimularles a menudo, poniéndoles el pecho delante de la boca y mojándoles los labios con el calostro apenas empiecen a despertarse. En ocasiones resulta efectivo que la madre se coloque el bebé desnudo encima de la barriga, con su boca cerca del pecho, mientras está acostada. Si no es el caso y no hay manera de que se ponga manos a la obra, la madre deberá usar un **sacaleches** para estimular al máximo su producción. Igualmente, el pediatra sabrá darle buenos consejos al respecto, puesto que esta tipología de bebés suelen despertar las preocupaciones de sus padres, aparte de la posibilidad de que pierdan demasiado peso.

Descubrir el tipo de pauta alimentaria que va a seguir el bebé ayudará a la madre a saber (¡o predecir!) cuándo le entra el hambre, cuándo se ha quedado saciado o cuándo no, cuánto tiempo invertirá en darle de mamar o cuántas tomas hará al día, entre otras muchas cosas.

Es importante recordar que, al nacer, la mayoría de bebés están alerta y activos durante las primeras 2, 3 o 4 horas, por lo que se debe aprovechar para que hagan varias tomas y adquieran un buen reflejo de succión. Después, es común que pasen entre 24 y 36 horas descansando y con breves despertares, en los que habrá que aprovechar para acercarlos a la mama al menor signo de actividad, sin esperar a que lloren.

79 / 100

PERCENTIL

Para controlar el buen desarrollo de los bebés, se trasladan los datos de su peso, talla y perímetro cefálico a unas curvas de crecimiento que normalmente se encuentran en la misma cartilla de salud infantil (diferentes según la comunidad autónoma). Estas curvas han sido elaboradas a partir de los datos de numerosos niños distribuidos por sexo y edad. Cada centésima parte de los datos de la población (el 1%, el 2%..., el 99%) se llama percentil y se representa en estas curvas de crecimiento.

Es decir, que si por ejemplo el peso de una bebé cae en el percentil 25, significa que, de la población sana de niñas de su misma edad, el 75% de niñas pesa más y el 25% pesa menos que ella. Si se plantean dudas sobre el crecimiento del bebé hay que hacer luego el cálculo de su velocidad de crecimiento y compararlo con las curvas y tablas de velocidad. Y, dependiendo del caso, habrá que descartar una patología del crecimiento.

En principio, sólo los bebés que están por encima del percentil 97 (peso, talla o perímetro craneal demasiado elevado) o por debajo del 3 (peso, talla o perímetro cefálico muy bajo) se considera que están en una situación fuera de la normalidad, que habrá que seguir y controlar. Sin embargo, estar fuera de la normalidad no significa falta de salud o que exista algún problema, puesto que existen factores genéticos, por ejemplo, que explicarían perfectamente un percentil 1 de talla en una niña nacida en una familia de personas bajitas. Por tanto, lo importante no es sólo situar el peso, talla, etc. de cada bebé en su percentil, sino sobre todo que estén saludables.

Hasta el día antes de tener el bebé muchos padres no habían oído nunca la palabra *percentil*, ni habían visto un gráfico parecido. Pero, a partir del nacimiento de su hijo, en ocasiones se vuelve una pequeña obsesión, como una vara de medir y evaluar no sólo la evolución del bebé, sino también a ellos mismos. Parece que un peso de percentil 30 deja desanimados a algunos padres, que durante el próximo mes animarán a su bebé a comer mucho más para sacar mejor nota. Pero este tipo de padres deben relajarse, ya que tan saludable es un bebé con el percentil 20 que otro con el percentil 70. Y nada de estresarse si en una de las visitas se ha bajado de percentil, ya que es lo más normal del mundo: la evolución del crecimiento suele trazar curvas que van subiendo y bajando a medida que se desarrolla.

Por otro lado, la mayoría de tablas que se utilizan habitualmente en España y otros países para calcular los percentiles tienen ciertas limitaciones, la más importante de las cuales es que han sido realizadas incluyendo a muchos bebés alimentados con sustitutos de la leche materna, de forma que no constituyen un estándar de cómo deben crecer los bebés, partiendo de la premisa de que la alimentación con leche materna es la norma para un crecimiento saludable de los lactantes. Por tanto, en ocasiones se originan muchas confusiones en los sanitarios y en los padres de los bebés alimentados de forma exclusiva con leche materna durante sus seis primeros meses de vida, ya que en comparación no pesan tanto como los alimentados con leche artificial, lo que a veces les lleva a cambiarse al biberón por temor a que su hijo se quede atrás.

A raíz de esto, la OMS se planteó elaborar unas tablas más fiables (y acordes con la nueva realidad de muchos países, donde se amamanta cada vez más) y encargó un estudio que incluyó a 8.440 niños saludables, alimentados con lactancia materna durante más de 1 año y de forma exclusiva durante los primeros seis meses. Como resultado más evidente, y dado que los bebés alimentados con leche materna son más delgados, la forma de la curva de los nuevos patrones de crecimiento infantil de la OMS es diferente a la de los patrones de referencia habituales, particularmente durante los seis primeros meses de vida. Por tanto, si se alimenta al bebé con leche materna (al menos durante sus primeros seis meses de vida), es mucho más fiable seguir las tablas de la OMS: www.who.int/childgrowth/standards/es.

80 / 100

TEMPERAMENTO

Manera de ser y de reaccionar de las personas.

Cada recién nacido muestra un patrón de conducta peculiar debido a sus propias características biológicas o constitucionales, sobre las que posteriormente se desarrollará su personalidad y carácter. Este patrón de conducta se puede observar en su modo de prestar atención al entorno, en su manera de expresarse emocionalmente y en su actividad motora.

El primer año de vida se considera la época de expresión más clara de las características del temperamento. Pero ya en el primer mes se puede observar que unos bebés son regulares en sus patrones de sueño y comida, sonríen con frecuencia, reaccionan suavemente ante una situación que les disgusta (de displacer) y se les calma con facilidad cuando lloran, mientras que en el polo opuesto se encuentran bebés irritables, cuyas expresiones son intensas y predominantemente de llanto, difíciles de tranquilizar, que sonríen poco y a quienes les cuesta adaptarse a los cambios.

Los autores Alexander Thomas y Stella Chess, después de eliminar las posibles influencias debido a riesgos médicos perinatales, llegaron a identificar tres patrones de temperamento:

1. Alrededor del 40% de los niños fueron caracterizados por ser regulares en sus hábitos (por lo que se pueden predecir sus patrones de sueño, comida, llanto y estado de alerta), su humor predominantemente positivo, ser tranquilos y de sonrisa fácil, por mostrar una intensidad leve en sus reacciones y una adaptación positiva ante los cambios (de personas, de comidas, ante situaciones nuevas...) y porque se les calma con facilidad.

2. Aproximadamente el 10% eran lactantes y niños con hábitos de conducta (sueño, comida...) irregular, con un nivel elevado de

actividad, expresiones emocionales intensas y predominantemente negativas (temor, enojo, etc.), a quienes les costaba sonreír, que se irritaban fácilmente ante las frustraciones y que se adaptaban con dificultad a los cambios. A la vez, se mostraban bastante retraídos.

3. Otro 15% se encontraba en algún punto entre los dos anteriores. Se les denomina "lentos para entusiasmarse" o "de reacción lenta", porque son tranquilos, con reacciones emocionales moderadas, cuya adaptación a nuevas situaciones es pausada, aunque las aceptan, y a quienes les cuesta sonreír.

El restante 35% no se pudo clasificar fácilmente en "temperamento fácil", "difícil" o "de lento calentamiento" (de reacción lenta), por mostrar características de uno u otro grupo.

Las características genéticas (hereditarias) del temperamento son relativamente estables, pero se van modulando por medio del entorno desde los primeros momentos, hasta constituir la base de la personalidad y el carácter. Los posteriores problemas de conducta del niño son el resultado de un conflicto entre su personalidad en desarrollo y la personalidad y actitudes de los padres, maestros y semejantes. Los padres, por ejemplo, aportan su propio temperamento individual a la relación con el bebé, de forma que las similitudes o diferencias con los rasgos temperamentales de éste podrán producir comprensión y comodidad o, por el contrario, confusión y conflicto.

El niño, mediante las características típicas de su conducta, influye directamente en las reacciones de sus padres, en su forma de cuidarlo y en sus sentimientos, y, por tanto, en la tranquilidad, la armonía y el placer entre el niño y su entorno.

Lo importante es que el cuidado debe ser flexible, prestando atención a las necesidades propias del bebé según sus peculiaridades. De hecho, aunque aquí se haya hablado de patrones de comportamiento, cada niño es único y no hay que tratar de encasillarlo. Simplemente hay que observar cómo es y responder a sus necesidades desde las posibilidades propias, lo que hará más predecible el día a día. A su vez, respetar su forma de ser contribuirá a su futura autoestima y capacidad de relacionarse con los demás.

81 / 100

CÓLICOS

Trastorno del lactante durante sus primeros tres meses de vida, de origen incierto y que se manifiesta como crisis de llanto continuo muy difíciles de calmar, y que aparecen prácticamente cada día durante varias horas.

Por desgracia, en la actualidad se sigue sin saber la razón que causa los cólicos. Sólo se sabe que provocan una gran inquietud en el lactante (¡y en los padres!) durante sus primeros tres o cuatro meses de vida, especialmente alrededor de la sexta semana, cuando el malestar se puede prolongar durante unas tres horas. Esta inquietud se suele presentar principalmente (aunque no de forma exclusiva) por las tardes, entre las 18 y las 24 horas, justo cuando la energía de los padres empieza a ir de capa caída, y el bebé la expresa llorando desconsoladamente, incluso gritando, extendiendo y agitando brazos y piernas, y soltando de vez en cuando algunas ventosidades, lo cual ha llevado a pensar que se trata de problemas intestinales (debidos a la inmadurez del tracto digestivo) que se manifiestan con dolor en el abdomen.

También se sabe que los cólicos no comportan problemas posteriormente, y que se van haciendo menos intensos al pasar los meses, hasta desaparecer por completo.

En ocasiones, se han relacionado los cólicos del lactante con ciertas intolerancias alimenticias relacionadas con la dieta de la madre. En estos casos, se recomienda a la madre dejar de comer ciertos alimentos, como productos lácteos o con cafeína, cebolla, col, etc. En el caso de lactancia artificial, en ocasiones se recomienda cambiar la alimentación durante un par de semanas por otra fórmula sin leche de vaca.

También ocurre que a aquellos bebés que se alimentan mediante tomas muy cortas, es decir, aquellos que no consiguen vaciar completamente el pecho y que, por tanto, no reciben la "leche del final", rica en grasa, les resulta más difícil digerir adecuadamente el exceso de lactosa que toman, lo que les produce gases y dolores intestinales.

Otra teoría sobre los cólicos incide en que pueden ser el resultado de cierta hipersensibilidad del bebé a los estímulos. De este modo, se muestra incapaz de manejar una excesiva tensión psíquica, o de aceptar una respuesta exagerada o ansiosa ante su llanto por parte de sus padres.

Para intentar aliviar el dolor abdominal del bebé, se recomienda acostarlo boca abajo sobre el brazo de alguno de los progenitores (mejor el padre si la madre lacta, ya que así el bebé no huele el pecho), de modo que la cabeza del bebé repose cerca del codo y que su barriga quede justo encima de la mano. Al parecer, la presión de la mano del progenitor sobre la zona abdominal del bebé ayuda a calmarle los dolores (o la excitación). La misma solución, aunque en una postura distinta, consiste en tumbarse al bebé sobre el regazo, boca abajo, y frotarle suavemente la espalda.

Lo importante en estos casos es que los padres no pierdan la paciencia ni los nervios, algo difícil de conseguir si tenemos en cuenta que durante estos primeros tres meses de vida el bebé les mantiene muy ocupados y faltos de sueño. Pero de nada sirve perder los papeles, puesto que la situación no hará más que empeorar, y desde luego nada de zarandear o sacudir bruscamente al bebé (fruto a veces de la desesperación de algunos padres), puesto que se le pueden provocar graves problemas físicos y/o mentales, o incluso la muerte. Para evitarlo es bueno relevarse para atenderle y tomarse algunas horas de "vacaciones".

82 / 100

ENGORDADERAS

Acné neonatal, también llamado *granitos de leche*, que normalmente aparece en los lactantes en su primer y segundo mes de vida.

Su aparición se debe a que las hormonas (andrógenos) que ha recibido el bebé a través de la placenta sobrestimulan las glándulas sebáceas y causan este acné. Las engordaderas suelen aparecer repartidas por la cara: en las mejillas, la nariz, el mentón y la frente, y pueden ser de color rojo o también blanco o amarillento, depende. En ocasiones también pueden aparecer algunas por la espalda.

Aunque estéticamente no resulten nada favorecedoras, no hay que hacer nada para hacerlas desaparecer, ni mucho menos apretarlas o intentar reventarlas, como si fueran granos de pus. O sea que nada de aplicarles cremas u otros productos antiacné.

Su presencia no se debe a nada que haya comido la madre, tampoco son contagiosos y no pican. El único tratamiento recomendado, aparte de mantener limpia la piel para que no se infecten, es dejar pasar el tiempo hasta que, en dos o tres semanas, desaparezcan completamente, sin dejar rastro ni marca alguna.

83 / 100

FONTANELAS

Zonas blandas entre los huesos del cráneo del bebé. Estas zonas blandas están formadas por tejido fibroso, y a lo largo de los próximos 18 meses se irán convirtiendo gradualmente en áreas óseas cerradas y sólidas.

Más de una madre se ha llevado un susto tremendo cuando, al acariciarle la cabeza a su bebé, ha notado dos espacios blandos en la parte superior de la cabeza (uno mayor, frontal, en la parte anterior, y otro más pequeño, occipital, en la parte posterior), como si tuviese el hueso del cráneo partido y pudiese tocarle el cerebro. Pero no es nada de eso. Como la naturaleza es muy sabia, y sabe que la cabeza es la parte más difícil de expulsar al nacer, ha unido los distintos huesos del cráneo del feto con unos tejidos fibrosos que pueden cerrarse cuando el bebé atraviesa el canal de parto, adaptando la forma de la cabeza para facilitar su salida.

Por tanto, no hay nada que temer, pues es lo más normal del mundo. Estas "zonas blandas", formadas por una membrana gruesa y resistente, protegen bien el cerebro del bebé, o sea que no hay peligro si se tocan mientras se le acaricia la cabeza, al secarle el pelo con una toalla después de un baño o al peinarle. Con el tiempo, y antes de que el bebé alcance los dos años de edad, los huesos se fusionan, creando en el punto de unión las conocidas *suturas* (esas marcas que en clase de anatomía nos ayudan a diferenciar los distintos huesos del cerebro).

Las fontanelas no suelen presentar problemas, aunque si en algún momento se aprecia que la fontanela anterior toma forma abombada, como si tuviera un chichón, puede ser un síntoma de meningitis. Por el contrario, si la fontanela se deprime, puede evidenciar un caso de deshidratación. En ambos casos habrá que acudir rápidamente a los servicios médicos.

84 / 100

FIEBRE

Reacción corporal ante una infección que se manifiesta con un aumento de temperatura, acompañado de una mayor frecuencia del pulso y la respiración. Se habla de fiebre si la temperatura en la axila alcanza los 37,5 °C, o bien 38 °C en el recto, aunque es preferible tomar la temperatura en la axila.

Aunque muy probablemente el bebé viva sus primeros meses en un clima de sobreprotección contra el frío, las enfermedades de otros miembros de la familia, etc., es probable que un día tenga fiebre.

La primera vez que ocurre, sobre todo en padres primerizos, rápidamente suenan las alarmas, y más aún si el bebé no ha cumplido todavía los tres meses, porque para bajarle la fiebre de ningún modo se le podrá dar un antitérmico, como Dalsy o Apiretal (por citar algunas marcas). De igual modo, aunque ya tuviese cuatro o cinco meses, siempre habrá que acudir primero al pediatra antes de darle cualquier medicamento. Es decir, si un bebé de menos de 3 meses tiene una temperatura superior a 37,5 °C, tiene que ser visto por un pediatra; entre 3 y 6 meses, la visita será necesaria si supera los 38 °C; y con cualquier edad, si se superan los 39,5 °C. Algunos de los signos asociados a la fiebre que obligan a la visita médica urgente son el mal estado general, irritabilidad, dificultad para respirar y la aparición de manchas en la piel que no desaparecen con la presión.

En bebés mayores de 6 meses, y siempre y cuando la fiebre no supere los 39 °C, se podrá dilatar entre 24 y 48 horas la visita al médico, para así poder ver la evolución. Pero ahí ya entra en juego la paciencia y los miedos de los padres. En todo caso, mejor no esperar más de un día entero. Más vale pecar de precavido que de temerario.

La temperatura elevada también puede ser producida por un sobrecalentamiento o por deshidratación, especialmente en los bebés menores de 3 meses y, más aún, durante el primer mes (fiebre de sed). Cuando exista esta sospecha, se debe desnudar al niño, ofrecerle agua y comprobar si la temperatura a los 15-30 minutos se ha normalizado sin haberle dado medicación. En los lactantes hay que evitar el exceso de calor en la playa, no dejar nunca a un bebé solo en el coche (aunque sea para unos minutos) y evitar el exceso de ropa si el ambiente es caluroso y húmedo.

Para bajar la fiebre si es elevada, aparte de darle el pecho u otros líquidos para reponer las pérdidas hídricas, siempre se pueden aplicar algunos remedios caseros. El más evidente es quitarle la ropa al bebé hasta dejarlo sólo con el pañal. Al exponer mucha más parte del cuerpo a la temperatura ambiente, éste se irá enfriando y bajando de temperatura. Evidentemente, de nada servirá este truco si la temperatura ambiente es muy alta (si es así, también habrá que intentar bajarla). Otro recurso es un baño con agua tibia, si al niño le agrada, o recorrer el cuerpo con paños humedecidos (también empapados en agua tibia). El agua del baño templado debe estar a una temperatura sólo 1 o 2 °C por debajo de la corporal en ese momento febril (por tanto, entre 36 y 38 °C), y hay que sacar al bebé de la bañera antes de que sienta frío. Es muy importante que el agua no esté fría, ya que de ser así podría producirle escalofríos, con lo que de nuevo le subiría la temperatura. Después de secarlo, se le deja con poca ropa.

Para aquellos padres excesivamente intervencionistas que enseguida que observan que le sube un poco la fiebre a su hijo corren al botiquín en busca de un antitérmico o empiezan a llenar la bañera de agua tibia, hay que saber que la fiebre, en sí, no es una enfermedad que hay que combatir. La fiebre suele ser un síntoma de que algo va mal, a la vez que una respuesta del cuerpo ante una infección o inflamación, ya que estimula las defensas del organismo activando componentes inmunitarios y algunas células, como los glóbulos blancos, para que ataquen y destruyan los gérmenes invasores. Por tanto, por encima de los 6 meses, en ocasiones, siempre y cuando la temperatura no sea muy alta (nunca superior a los 39 °C) y el bebé no lo esté pasando mal, hay que intentar dejar que la fiebre siga su curso, hidratar y aligerar de ropa.

85 / 100

VACUNAS

Según la Organización Mundial de la Salud (OMS), los dos procesos que han revolucionado la situación sanitaria del mundo, y que por tanto han mejorado nuestra calidad de vida y han hecho descender la mortalidad entre los seres humanos, son la potabilización del agua y las vacunas.

Al nacer, los bebés son inmunes a muchas enfermedades porque a través de la placenta han recibido anticuerpos de su madre, pero por desgracia sólo les protegen durante un tiempo muy limitado, no superior a los cuatro meses. Para evitar que el bebé esté expuesto a distintos tipos de enfermedades (apenas unas decenas de años atrás muchos niños morían al contraer el sarampión o la polio), resulta muy recomendable la vacunación.

La Seguridad Social española cubre un amplio abanico de vacunas que se van administrando hasta que el niño cumple los catorce años. Sin embargo, más allá de la oferta de la Seguridad Social española, cada comunidad autónoma ofrece su propia carta de vacunas extras, lo que significa que una vacuna extra pueda ser gratuita en Extremadura y de pago en Galicia. Por ello, conviene informarse bien en cada comunidad de qué vacunas entran en el calendario y cuáles no.

Sin tener en cuenta estas vacunas extras que pueden ofrecer los sistemas sanitarios de cada comunidad autónoma, el calendario de vacunación que ofrece el Ministerio de Sanidad español es el siguiente:

— Al nacer: hepatitis B.
— A los 2 meses: polio; difteria, tétanos y tos ferina acelular; *Haemophilus influenzae* tipo b; hepatitis B; meningococo C.
— A los 4 meses: polio; difteria, tétanos y tos ferina acelular; *Haemophilus influenzae* tipo b; meningococo C.

— A los 6 meses: polio; difteria, tétanos y tos ferina acelular; *Haemophilus influenzae* tipo b; hepatitis B.

— A los 12 meses: triple vírica (sarampión, rubéola y paperas).

— Entre los 15 y los 18 meses: polio; difteria, tétanos y tos ferina acelular; *Haemophilus influenzae* tipo b; meningococo C.

— A los 3-4 años: triple vírica (sarampión, rubéola y paperas).

— A los 6 años: difteria, tétanos y tos ferina acelular.

— Entre los 10 y los 14 años: hepatitis B; varicela Zoster.

— Entre los 11 y 14 años: virus del papiloma humano (sólo niñas).

— A los 14 años: tétanos y difteria tipo adulto.

La Asociación Española de Pediatría incluye, además, en su calendario la vacunación frente al neumococo de forma sistemática, y recomienda otras dos vacunas: vacuna frente a la varicela y vacuna frente al rotavirus.

Las vacunas se suelen administrar por inyección (o también por vía oral, en algunos casos) y es muy normal que en los días posteriores el bebé tenga unas décimas de fiebre o esté algo inquieto. No hay que olvidar que, por lo general, las vacunas contienen el germen causante de la enfermedad contra la que precisamente se quiere inmunizar, aunque muy debilitado o muerto, para que así el organismo genere anticuerpos contra este germen y pueda defenderse si más adelante es atacado de nuevo. Por eso es normal que ese germen afecte un poco al bebé uno o dos días. Para evitar estas molestias, algunos padres, aconsejados por médicos homeópatas o por la experiencia de otros padres, deciden subir las defensas del bebé unas semanas antes mediante algunos productos de homeopatía. En caso de optar por esta opción, debe ser un doctor especialista en homeopatía quien recete el medicamento y las dosis adecuadas.

Para no torturar al bebé con varios tipos de vacunas distintas, que suponen muchos pinchazos en un mismo día, existen las vacunas combinadas, con las que se pueden administrar cinco o hasta seis vacunas a la vez.

Antes del pinchazo, a los bebés alimentados con lactancia materna se les puede poner a la teta y esperar a que esté mamando bien. Tras el pinchazo, el bebé sentirá alivio del dolor y el papel activo de la madre le reconfortará.

86 / 100

SUPERMAMÁS

Es evidente que, tras el primer parto, toda mujer se convierte en mamá. Con la nueva vida como madre llegan nuevas responsabilidades, nuevos retos y nuevas vivencias (buenas y malas) que, sin duda, enriquecerán la vida de la pareja, la vida en familia. Pero el aterrizaje en esta nueva vida no resulta fácil para todo el mundo, especialmente para las mujeres.

A lo largo del pasado siglo y del presente (para acotar un poco el tiempo, pero se podría ir mucho más atrás) se han ido cargando las espaldas de las mujeres con estereotipos y modelos de cómo deben ser y comportarse. Estereotipos y modelos que cambian con los tiempos, claro, pues en esto también hay modas. La moda actual presenta a una mujer sofisticada, que viste elegante y sin despeinarse durante todo el día, siempre guapa y sonriente, *sexy*, una mujer muy profesional y exigente en el trabajo a la vez que una perfecta ama de casa, buena anfitriona, detallista y una compañera comprensiva, por citar algunos pocos de los clichés que más se reproducen en las revistas o películas.

Muchas mujeres pueden con todos estos clichés y con algunos más incluso, pero acaban pagando un alto precio: en cansancio, en estrés, en falta de tiempo de calidad para ellas mismas, etc.

La trama se complica cuando a estas exigencias estéticas, laborales, sociales se les une lo que se espera de nuevo de ellas cuando se convierten en madres: una supermamá. Capaz de conciliar vida laboral y familiar sin bajar el ritmo en los dos terrenos, que no se queje el jefe ni los hijos o la pareja; atenta a la evolución de sus hijos en la escuela y también a sus amistades; especialista en encajar las extraescolares en el apretado *timing* familiar, en acudir a la escuela ante cualquier urgencia médica y en preparar los cumpleaños más especiales… (Claro que hay parejas que comparten todas estas tareas y más, pero estamos hablando de clichés, y sin duda todos estos y muchos más aparecen del lado de las mujeres.)

Toda esta presión existe, está ahí fuera en los anuncios, en las revistas y las series televisivas, esperando introducirse en la cabeza de toda mujer (y madre), quiera ésta o no quiera.

Pero no hay que estresarse. Para una buena salud mental y física es bueno replantearse bien todos estos clichés y evitar reproducir todos aquellos que no aportan nada y que decididamente no se comparten. Un buen momento para replantearse muchas cosas sobre la propia vida y el camino que se desea seguir es cuando nace el primer hijo. Las exigencias externas son las mismas, pero el gran amor hacia el hijo recién nacido ayuda a estipular nuevas prioridades, tanto a nivel individual como familiar. Al realizar este nuevo orden de prioridades, no estará de más dejar un hueco para la necesidades personales de la pareja, ya sea de forma conjunta (salir a cenar, ir al cine…) o de forma individual (un rato para ir a la piscina, para leer…), y olvidarse de convertirse en unas auténticas supermamás porque, en caso de que existan, seguro que están muy estresadas.

87 / 100

MADRES, SUEGRAS Y ABUELAS

He aquí la gran tríada que orbita siempre alrededor de los nuevos padres. Su presencia puede aportar tanto beneficios como molestias, dependiendo de cuál sea su actitud.

La figura de la madre (la abuela del bebé) es quizá la más relevante de las tres, pues sus opiniones, consejos y comentarios pueden calar muy hondo en la hija, puesto que seguramente el modelo más próximo de madre que tiene es el de la suya propia. Esto le otorga un gran poder a la madre, y dependiendo de cómo lo use será capaz de aportarle o de negarle grandes beneficios a su hija.

Lo que verdaderamente necesita la hija es que su madre le dé la aprobación en su nuevo rol de madre. Por lo tanto, lo más recomendable es que la madre busque siempre los mejores motivos para elogiarla en lo que hace, aportándole toda la seguridad que necesita y respondiendo a sus dudas con la mayor objetividad posible. Sin duda, también se apreciarán otras ayudas, como que de vez en cuando se lleve al bebé para que pueda descansar, o que le eche una mano con algunas tareas domésticas, por ejemplo. Pero lo principal es que la nueva madre se sienta respaldada por la suya.

A muchas madres les resulta muy difícil no interferir en los métodos y en la filosofía que aplican sus hijas para criar a sus bebés, en parte porque muchas creen que la mejor manera de hacerlo es como ellas lo aprendieron y en parte, claro está, porque sin duda habrá ciertas diferencias entre las costumbres de hace veinte o treintaytantos años y las de ahora. Nada extraño resulta escuchar de su boca expresiones de horror o de contradicción al ver a su hija cogiendo constantemente a su bebé ("No le des tantos bracitos que luego se acostumbran") o dándole el pecho a demanda ("¡Pero si acabas de dárselo apenas hace dos horas!").

En ocasiones, la turbación de estas madres es tan grande que su próximo paso, craso error, es intervenir en todo lo posible en el cuidado del bebé, por el bien de su hija, se dicen. Con esta decisión sobreprotectora no hacen otra cosa que negarle a su hija la condición de madre, tratándola de nuevo como un ser dependiente e inmaduro. Otras veces es la propia hija la que, con sus continuas inseguridades y dudas, favorece que sea su madre quien tome el timón y cierto control de las decisiones sobre el bebé.

Las suegras (la madre de la pareja) suelen ser más reservadas a la hora de hacer comentarios, y normalmente suelen ser menos relevantes para la madre del bebé respecto a sentirse o no como una verdadera madre. Pero de igual modo en sus manos está también el ayudar a crear un clima de seguridad y comodidad entorno a la pareja, sin despertarles más dudas de las que ya tienen, y esperando a ser preguntadas en lugar de estar opinando continuamente.

Las abuelas (bisabuelas del bebé) suelen ser las menos invasivas. Hay tanta distancia generacional y han cambiado tantas cosas desde que ellas tuvieron a sus bebés que raras veces se dedican a opinar.

Evidentemente, habrá madres, suegras y abuelas de todo tipo y condición. Aquí sólo se ha trazado el perfil más habitual. En todo caso, es necesario evitar todo tipo de situaciones invasivas y que la pareja tome firmemente el control de la crianza de su hijo. Por el bien de todos, especialmente para el bebé, lo más recomendable es que la familia no sea más que un cojín o un oasis en el camino para sentirse cómodo y recobrar fuerzas, un lugar para recuperar los ánimos y donde apoyarse cuando la situación lo requiera. Si, por el contrario, como pasa en gran medida en nuestra sociedad, se abusa de la ayuda de la familia, esclavizando a los abuelos con el cuidado diario y durante horas del bebé, es lógico que éstos se sientan legitimados a opinar libremente sobre su forma de crianza y educación.

88 / 100

¡DORMIR!

Como ya avanzábamos en el capítulo "¡**Solos en casa!**", poder dormir y descansar es muy importante para todos en casa, porque así se tiene energía para disfrutar de la nueva vida en familia y se evitan situaciones de cansancio o estrés que desembocan en enfados y malestar general. Pero más allá de cómo se organicen los padres para poder estar lo más descansados posible, hay que conocer algunos trucos o consejos para ayudar al bebé a madurar su regulación del sueño. Sin embargo, no hay que perder de vista que el lactante tiene los ciclos de sueño/vigilia más cortos que los adultos, por lo que es normal que se despierte por las noches (su reloj biológico empezará a regularse pasados los seis meses).

Dicho esto, de entrada resulta de vital importancia que el bebé empiece a distinguir entre el día y la noche, y que uno es para jugar y estar con los papás y la otra es para descansar y dormir. Para ello, durante el día hay que estar activos, aprovechando los ratos en que esté despierto para hablarle y jugar un poco con él. Además, si por la tarde está alargando más de lo normal una de sus siestas (si lleva más de tres horas, por ejemplo), se le puede despertar para que así "guarde" un poco de sueño para la noche. Por el contrario, de noche hay que estar lo menos activos posible, intentando que el bebé encabalgue sueño con comida, de modo que cuando se despierte, coma y de nuevo se vuelva a dormir, ya sea en la teta, abrazado a su madre o cogido al biberón. Evidentemente, si tiene el pañal muy sucio habrá que cambiarle, pero también esta acción debería ser muy breve y realizarla en la mayor oscuridad posible. Si durante el cambio de pañal el bebé suele espabilarse y quedarse despierto, se puede probar de saltarse este cambio y dejárselo puesto toda la noche. Si da buenos resultados y, sobre todo, si las nalgas del bebé no se resienten y todo fluye sin irritaciones, se puede seguir así noche tras noche.

La cama, ya sea cuna, moisés o canastilla, debe constar de un buen colchón firme y ropa de abrigo suficiente. ¿Cuánto abrigo? Pues la mayoría de pediatras suelen recomendar ponerle la misma cantidad de ropa de cama que a uno mismo, más una capa de ropa extra. Por ejemplo, si los padres duermen con pijama de invierno, sábana y una manta, el bebé puede dormir con un body de invierno, pijama, sábana y manta. La cuestión de la temperatura es importante para conseguir un buen confort y facilitar el sueño. En la cama no se puede poner un cojín, ya que si se tumbara boca abajo podría llegar a faltarle el aire.

Al preguntar a madres y abuelas sobre la postura en que hay que acostar al bebé, uno se da cuenta de que a lo largo del tiempo se han ido recomendando cosas distintas: panza arriba, de lado, boca abajo... Hace unos cuantos años se recomendaba acostarlo boca abajo porque se pensaba que, si devolvía, era más fácil que el bebé no se ahogara con su vómito, pero los últimos estudios sobre el tema han concluido que la postura más segura es la contraria, es decir, acostado de espaldas, boca arriba, sobre todo porque es la que mejor evita la muerte súbita del lactante. Aunque hay excepciones en el tema de la postura (por ello es necesario consultarlo bien con el pediatra), en general es recomendable acostarlo boca arriba durante el primer año, y en especial durante los seis primeros meses, cuando el índice de muerte súbita es más alto.

Sobre cómo dormir a los bebés, en los últimos años ha tenido mucho éxito el llamado *método Estivill*. Alabado y criticado a partes iguales, ha sido su mismo creador, el doctor Estivill, quien recientemente ha confirmado que su método no debe aplicarse a niños menores de tres años, ya que hasta que no se alcanza esta edad el reloj biológico del niño no está suficientemente maduro.

Querer enseñar a dormir a un niño es como querer enseñarle a comer. Los dos instintos ya los tienen, ellos ya saben comer y dormir, sólo que los padres quieren que coman o duerman según sus directrices. Pues bien, si a ningún padre se le ocurre enseñarle a su bebé de cuatro meses a coger la cuchara para comer, tampoco debería ocurrírsele enseñarle a dormir como un adulto, solo en la cama, de un tirón y sin llorar. Hay que dejar crecer a los niños, y cuando estén listos ya irán aprendiendo todo aquello que queramos enseñarles. Ahora mucha paciencia, mucha comprensión y, sobre todo, mucho amor.

89 / 100

COLECHO

Práctica que consiste en compartir la cama de los padres con el bebé.

A lo largo de la historia, y por distintas razones, la práctica del colecho ha estado presente en muchas culturas de todo el mundo, e incluso hoy día sigue siendo así. No obstante, en las culturas consideradas occidentales (a excepción de Japón) esta conducta normal ha sido considerada casi como patológica. Por suerte, cada vez más se van cayendo falsos mitos sobre esta práctica y poco a poco las parejas la van tomando en consideración como una opción más a tener en cuenta.

Ante todo, hay que tener claro que el colecho no es una opción mejor o peor que cualquier otra. Es simplemente una opción, que resultará ideal para muchas parejas y poco indicada para muchas otras.

Primero hay que echar por tierra los falsos mitos que, por ejemplo, achacaban al colecho la aparición de problemas psicológicos en algunos adolescentes que, de pequeños, habían compartido la cama con sus padres. Tampoco es cierto que cause insomnio a los bebés ni mucho menos que sea el causante de un mayor índice de muerte súbita del lactante (de hecho, hay estudios que defienden todo lo contrario). Todos estos falsos mitos se erigieron en base a algunos estudios poco contrastados e imprecisos que calaron hondo en los miedos de las acomodadas sociedades occidentales.

Nada de eso es cierto, aunque sí hay que tener claras algunas premisas y precauciones. En primer lugar, la decisión de hacer colecho debe ser completamente consensuada con la pareja, ya que ambos deben sentirse cómodos con la situación. En segundo lugar, y con la finalidad de evitar un posible ahogamiento del bebé, no es recomendable que personas excesivamente obesas, o que duermen muy profundamente, que sean fumadoras o que tomen sedantes, drogas o alcohol, compartan la cama con sus hijos. Tampoco se recomienda el colecho si el bebé es alimentado con leche artificial, ya que hay estudios que han demostrado que, en este caso, muchas madres no se duermen dándoles la cara; ni que se comparta la cama con otra pareja que no sea el padre biológico, ni con otros hijos (aunque si entre un niño ya mayor y el bebé duerme uno de los progenitores no hay problema), ni mucho menos con mascotas. Y también hay que asegurarse de que el bebé no se pueda caer de la cama o encajarse entre el colchón y la pared. En tercer y último lugar, es necesario que la cama sea suficientemente amplia, que el colchón no sea blando, evitar edredones o cubrecamas muy gruesos y pesados, dormir sin almohadas en la cama (¡ninguna!), y no hay que arropar en exceso al bebé, que siempre tiende a buscar el calor de la madre.

En caso de no disponer de una cama lo suficientemente grande, existe en el mercado una amplia gama de cunas especiales para hacer colecho, cerradas por tres de sus lados y cuyo lado libre se pega a la cama de matrimonio, de modo que los colchones de la cuna y la cama quedan al mismo nivel. Son muy prácticas y cómodas, y tienen la ventaja añadida de que ayudan a quitar de la mente de los padres el posible miedo al aplastamiento.

Entre las ventajas del colecho está que favorece claramente la lactancia materna (un factor protector de por sí frente al síndrome de muerte súbita del lactante, no hay que olvidarlo), ya que el bebé está en contacto directo y continuo con los pechos de su madre, a su entera disposición. Tanto es así que, en algunos estudios realizados, las madres referían un menor número de tomas por la noche de las que grababan las cámaras. Eso significa que en algunas tomas ellas ni se enteraban. El bebé se despertaba, buscaba la teta, comía y seguía durmiendo. Todo lo cual termina comportando para las madres una evidente mejora en su calidad y cantidad de descanso nocturno, por no hablar de lo cómodo que resulta no tener que cambiar de postura, ni levantarse, ni salir a buscar al bebé a su habitación.

90 / 100

¿TIEMPO LIBRE?

Durante los primeros meses del bebé, muchos padres primerizos suelen sorprenderse ante la gran cantidad de tiempo que precisa cuidar a su vástago. Entre dar el pecho o el biberón (y, por tanto, prepararlo), dormir al bebé, sacarse leche para aliviar la presión de los pechos, cambiar pañales, las revisiones médicas, alguna que otra visita familiar o de amigos, un paseíto para que al bebé le dé el sol y tome el aire, las tareas de la casa, recuperar el sueño perdido durante la noche y algún que otro imprevisto de última hora, los días pasan volando. Además, da igual que sea miércoles que domingo, porque las tareas siguen siendo las mismas, con lo cual el deseado descanso de los fines de semana sólo existe si alguien de la familia se acerca para ayudar un poco, porque si no…

La situación se agrava un poco cuando el padre termina sus dos semanas de baja paternal y se incorpora al trabajo (puede que sea la madre quien se reincorpore y el padre quien se quede en casa con el bebé, pero en España no es lo más habitual). Entonces todo el trabajo recae sobre la madre hasta que a media tarde el padre regresa a casa y puede echar una mano con el bañito o la cena.

Pero la situación se complica del todo cuando, pasados los cuatro meses de baja maternal, la madre también se reincorpora al trabajo. Entonces empieza una auténtica locura para conciliar la vida laboral y familiar con el cuidado del bebé, lo que prácticamente deja fuera del organigrama de la pareja todo aquel tiempo que antes dedicaban al ocio.

La situación con un bebé en casa es la que es, y en la mayoría de casos resulta difícil encontrar tiempo libre, al menos durante sus primeros cuatro o cinco meses de vida. Pasado este tiempo, poco a poco irán apareciendo ratitos que uno u otro puede invertir en sus cosas (hacer deporte, leer, ver una película...). Una de las razones es que cada vez el bebé va a dormir más horas seguidas, y por tanto los padres también van a poder descansar más por la noche y estarán menos cansados durante el día. Es muy probable que entre el cuarto y el sexto mes el bebé ya duerma toda la noche de un tirón.

Otra razón es que a partir del sexto mes (en bebés que toman el pecho; en bebés que toman biberón suele ser a partir del cuarto mes) ya se empiezan a introducir nuevos alimentos aparte de la leche en la dieta del bebé, con lo que se sacia mucho más su hambre y, por tanto, pide comer con menos frecuencia, a la par que desciende su producción de heces (con lo cual hay que cambiarlo con menos asiduidad). También los mismos padres, con la experiencia, van perfeccionando su organización y optimizando mejor todo su tiempo.

El caso es que, mes a mes, el bebé va creciendo y cogiendo cada vez más autonomía, a la vez que los padres van ganando lentamente un poco de tiempo para ellos, pues ya no hay que estar continuamente controlando o llevando el bebé en bracitos.

La ganancia de tiempo libre para los padres, pues, va llegando poquito a poco a medida que el bebé va creciendo. Eso significa que se empieza a reducir la jornada completa de 24 horas (esa en que sobre todo las madres se sienten "esclavas" de sus hijos) por otras jornadas de 12, 14, 18 horas, depende de cada situación (esas en que ya no se está tan cansado y se puede ver una película antes de ir a dormir, por ejemplo). Pero sobre todo que nadie se engañe, nunca se va a recuperar la vida o la cantidad de ocio del que se disponía antes de tener hijos, pues, aparte de cubrir sus necesidades básicas, éstos siempre van a requerir todo el tiempo que puedan de sus padres para jugar, leer cuentos, hacer deporte, etc. Y cubrir esas necesidades es tan importante como alimentarles o cambiarles el pañal.

91 / 100

GEMELOS

Cuando se ha dado a luz a dos (o más) bebés es evidente que en casa se duplican (o se triplican si hay tres bebés, etc.) todas las tareas. Hasta que una no se encuentra de pleno en ello, resulta difícil de imaginar cuánto trabajo implica esa duplicidad de tareas, pero sin tener en cuenta las tareas propias del hogar (poner lavadoras, planchar…) y las obligaciones con una misma (ducharse, arreglarse, comer…), durante los primeros meses las principales tareas serán estas:

Por la mañana seguramente se despertarán los dos bebés a la vez, ya que normalmente uno suele despertar al otro. Se sacarán de la cuna y habrá que cambiarles el pañal a los dos. Primer escollo. ¿Qué hacer con el segundo bebé mientras se cambia al primero? Pues si se tiene ayuda (de la pareja, de la familia o de alguien a quien se haya contratado) no hay problema, si no, habrá que dejar un bebé en la cuna (con el inconveniente de que quizá no le apetezca y se ponga a llorar) mientras se cambia al primero. Al cambiarle, muchas madres ya aprovechan para quitarle el pijama y vestirle, aunque hay otras que durante el primer y segundo mes le dejan puesta la ropita de cama todo el día, y no se la cambian hasta la noche, ya que a esas horas la pareja ya suele estar en casa y resulta más fácil. Luego habrá que cambiar al otro, con el inconveniente de nuevo de que al primero no le guste estar en la cuna y se ponga a llorar. Para evitar estos llantos, hay mamás que se cuelgan uno enfrente, con un portabebés adecuado para su edad (no es el mismo para un recién nacido que para un bebé de cuatro meses), mientras cambian y visten al otro, así se evitan los llantos. Y luego se intercambian las posiciones.

Tras cambiarles y vestirles hay que darles de comer. Si se da el pecho no hay problema de cantidad de leche (pues cuanto más se succiona más se produce), sino de tiempo. Aquí, gracias a la posición de rugby (entre otras, véase el capítulo **"Posturas para amamantar"**), es posible dar el pecho a los dos a la vez, así se consigue invertir la mitad de tiempo en esta labor y no resulta necesaria la ayuda de un segundo adulto. Si se da el biberón también se puede hacer con los dos a la vez, tumbándolos panza arriba en un sitio cómodo con una almohada bajo sus cabezas, por ejemplo, o utilizando un soporte de lactancia especial para gemelos, muy práctico. También hay madres que prefieren dar de comer primero a uno (pecho o biberón) y luego a otro. Para ello suelen estar al acecho para que el primer bebé en levantarse no despierte al segundo, para así sacarlo de la cuna y darle de comer mientras el otro sigue durmiendo. Una tercera opción consiste en dar el pecho a uno mientras al otro se le da el biberón, e intercambiar luego los papeles si se desea. Para ello se colocan ambos en un sitio cómodo para todos (como en el soporte de lactancia especial para gemelos del que hablábamos) y con una mano se sujeta al bebé que toma el pecho y con la otra se da el biberón al segundo. Puede parecer difícil, pero con la práctica una se acaba convirtiendo en toda una experta.

Después de tomar la leche y de sacarles el eructito de rigor, con un poco de suerte es posible que ambos se duerman solitos, pero si no es así habrá que acunarles. Para ello que cada cual elija su método o truco (véase el capítulo "¡Dormir!"), pero la mayoría de madres optan por dejarlos cada cual en su cuna para mecerlos, o cantarles o lo que sea hasta que se duerman, puesto que intentar hacerlo con los dos en brazos termina siendo muy cansado.

Durante las primeras semanas no será necesario bañar a los bebés (véase el capítulo "El baño"), pero cuando haya que hacerlo el mejor momento es por la noche, puesto que suele ser cuando la pareja o algún familiar puede estar en casa echando un cable. Si no se dispone de ayuda no habrá más remedio que bañar primero a uno y luego al otro, como cuando se cambian por separado.

El cuidado de dos (o más) bebés comporta sobre todo un plus de trabajo y de cansancio (entre otras cosas, como los gastos), por lo que resulta recomendable recibir ayuda de otro adulto, principalmente de la pareja, que deberá implicarse mucho más. También es importante descansar cuando se pueda y cuidarse mutuamente más de lo normal, porque es fácil que ahora se generen muchas más tensiones.

92 / 100

PUERPERIO

Etapa que se inicia tras el parto y que concluye cuando el cuerpo de la madre vuelve a su estado anterior al embarazo, momento en que retorna la menstruación (si la madre está lactando suele aparecer un mes después del destete). El tiempo de recuperación depende de cada mujer y de cómo haya ido su parto, pero normalmente oscila entre el mes y medio y los dos meses.

Tras el parto se entra en lo que se conoce como PUERPERIO INMEDIATO, que dura las primeras 24 horas. Aquí el cuerpo se esfuerza por mantener el útero firmemente contraído para reducir al máximo las pérdidas de sangre. Hay que tener en cuenta que, al desaparecer la placenta, los vasos sanguíneos del útero que se conectaban a ella han quedado al descubierto. De modo que un útero firmemente contraído facilitará la formación de coágulos que cierren la "herida placentaria".

Del segundo al décimo día, más o menos, se está en el PUERPERIO MEDIATO. En un sorprendente proceso conocido como *involución uterina*, el útero regresa a su estado original antes del embarazo. Para conseguirlo del todo va a necesitar entre 45 y 60 días, pero en estos primeros 10 días pierde ya más de la mitad de su volumen. Para conseguir esta involución se producen unas contracciones que lo retraen. Cuando estas contracciones duelen se les llaman **entuertos**.

Para que el útero vuelva a su estado normal y su herida placentaria cicatrice, necesita contraerse y eliminar los restos de la mucosa uterina, que se desprende junto con mucosidades y sangre. Estas pérdidas vaginales se llaman *loquios*. Durante los primeros días tras el parto serán más cuantiosas, pero en general sólo comportan algún riesgo si son excesivamente abundantes (si traspasan la compresa de protección y manchan la cama, por ejemplo), ya que podrían ser un síntoma de una hemorragia posparto. Si es así hay que avisar al personal médico para que la detengan, ya que la hemorragia posparto es la causa más frecuente de muerte materna en todo el mundo. El olor de estos loquios es fuerte, pero si se vuelve muy fétido también hay que acudir al médico porque puede ser signo de infección. Otro consejo importante para los loquios, principalmente si a la madre se le ha practicado una **episiotomía** o ha sufrido un desgarro durante el parto, es cambiar frecuentemente las compresas (normalmente las ofrece el hospital, pero no está de más llevar algunas propias), ya que no conviene que la zona esté muy húmeda. Ésta es la razón por la que se recomienda la ducha en lugar del baño, ya que así se humedece menos esa zona. También se aconseja lavarse los genitales hacia atrás (para evitar contaminar la zona vaginal) y no desinfectar la zona con yodo, sino simplemente lavarla con agua y jabón.

Pasados los diez días se entra en el PUERPERIO ALEJADO, donde prosigue el lento retraimiento uterino, tienden a desaparecer o a minimizarse los loquios y, llegados a los 40 o 45 días, suele reaparecer la menstruación.

El PUERPERIO TARDÍO se extiende desde los 45 días tras el parto hasta los 60 que marcan el fin (teórico) del puerperio. Los músculos perineales son los que más sufren en el parto y de su buena tonificación dependen la función de la vejiga y de la vagina, entre otras estructuras. Los ejercicios para tonificar el periné se deben comenzar tan pronto como se pueda y realizarlos al menos 3 o 4 veces cada día (véase el capítulo "**Ejercicios de Kegel**").

Aunque el puerperio se explica siempre desde el punto de vista de los reajustes físicos, no hay que olvidar que tras el parto se producen a la vez unos reajustes psicológicos que también hay que tener muy en cuenta. De hecho, muchas mujeres (y sus parejas) sólo se preparan físicamente para el parto, porque quizá es lo que más miedo o respeto les da, pero es un error. Conviene prepararse muy bien acerca de los sentimientos encontrados respecto al bebé (**amor/odio**), la euforia, la tristeza (o *baby blues*), las dudas y los temores que siguen al parto y que, en algunos casos, están presentes mucho más tiempo que lo que dura la propia recuperación física.

93 / 100

ENTUERTOS

Contracciones uterinas dolorosas durante los primeros días tras el parto.

Una vez nacido el bebé, el útero tiene que involucionar, es decir, recuperar el tamaño, la altura y la posición normales que tenía antes del embarazo. Para conseguirlo, el cuerpo produce unas contracciones que día a día van disminuyendo en intensidad y ayudan a recolocarlo en su sitio. Su objetivo se alcanzará pasados unos dos meses, más o menos, pero éste no es el tiempo que durarán las contracciones, ya que éstas dejan de notarse entre el final de la primera semana y la segunda después del parto. Si pasado este tiempo el dolor persiste, será necesario acudir al médico para que realice una exploración y compruebe que todo está en orden.

Estas contracciones ayudan a cerrar los vasos sanguíneos que han quedado abiertos en el lugar donde antes estaba la placenta, evitando la hemorragia posparto, causa de mortalidad materna tanto en los países desarrollados como en los subdesarrollados.

Las madres primerizas no suelen percibir con dolor estas contracciones, sin embargo, las mujeres multíparas (con más de un parto a sus espaldas), o aquellas que hayan tenido un parto por **cesárea** o uno muy rápido, sí sienten dolor con cada contracción. En algunos de estos casos son más dolorosas porque la matriz está más blanda y necesita unas contracciones más intensas para volver a su sitio. Normalmente, sólo se habla de entuertos cuando las contracciones producen dolor.

El dolor de los entuertos suele ser soportable, pero si no es así se puede pedir al personal médico (si aún se está en el hospital) o al médico de cabecera (si ya se está en casa) algún calmante. Los dolores pueden ser mucho más intensos si la madre da el pecho, ya que cuando el bebé se engancha el cuerpo empieza a liberar **oxitoci-na**, que es la responsable, entre otras muchas cosas, de generar este tipo de contracción involutiva uterina. O sea que ninguna madre se extrañe si al amamantar a su bebé empieza a ver las estrellas, puesto que al agarrarse al pezón es como si pisara a fondo el acelerador de las contracciones.

94 / 100

EJERCICIOS DE KEGEL

Ejercicios que sirven para fortalecer la musculatura del suelo pélvico, un grupo muscular que ofrece apoyo al útero, la vejiga y el intestino y que ha sido diseñado para estirarse sobremanera para permitir la salida del bebé.

Durante el parto, pues, la musculatura pélvica y los ligamentos se ven expuestos a un gran trabajo de tensión para facilitar el **expulsivo**. Una vez nacido el bebé, estos músculos quedan distendidos, relajados, lo que puede afectar, por ejemplo, al correcto control sobre los esfínteres. De hecho, durante los primeros días tras el parto las pérdidas de orina al toser, reír, etc. son muy habituales.

Para evitar estas molestias y recuperar un buen tono muscular en la zona pélvica, se recomienda practicar unos sencillos ejercicios que consisten, simplemente, en tensar toda la musculatura alrededor del ano y la vagina durante diez segundos y luego relajarla. Para conseguir tensar esos músculos que algunas mujeres casi no sabían ni que tenían, hay que hacer el mismo esfuerzo que cuando se retiene el pipí cuando el baño está ocupado. Es importante centrarse en ejercitar sólo la musculatura pélvica, sin implicar el estómago, los muslos o las nalgas, si no, no se está trabajando bien. Si al principio cuesta un poco pillarle el tranquillo, se pueden ejercitar estos músculos pélvicos mientras se orina, simplemente reteniendo unos segundos el pipí para liberarlo después, y así repetidas veces hasta que se vacíe la vejiga.

La tensión debe mantenerse durante unos 10 segundos y luego relajar, y repetir esta acción como mínimo veinte veces en tres sesiones diarias (o diez repeticiones en seis sesiones al día, por ejemplo). Lo importante es ejercitar dicha musculatura un poco todos los días, y como además no requiere un espacio o un momento precisos, se puede realizar a la vez que cualquier otra tarea: mientras se da el pecho al bebé, mientras se cocina o se lee el correo electrónico e, incluso, pasado el período de cuarentena, al hacer el amor con la pareja, pues durante la penetración vaginal puede incluso aumentar la satisfacción sexual de ambos.

Se pueden empezar a practicar los ejercicios de Kegel nada más salir del **paritorio**. Cuanto antes mejor. Y se pueden seguir realizando, si se desea mantener una buena salud pélvica, toda la vida.

Tras el parto, el principal problema que conlleva una musculatura pélvica distendida es la incontinencia urinaria. Normalmente se suele tardar entre tres y seis meses en recuperar eficientemente el control de la vejiga, dependiendo del caso, pero realizando cada día los ejercicios de Kegel seguro que el plazo se acorta. Mientras, es muy recomendable protegerse con compresas para absorber las pérdidas de orina. Nada de tampones, prohibidísimos durante el posparto.

Se recomienda practicar estos ejercicios (que también se enseñan en el curso de **preparación al parto**) desde el segundo trimestre del embarazo, básicamente para mantener una buena tonificación muscular en una zona que, durante el parto, será sometida a una gran tensión. Si la musculatura pélvica está a tono, es muy probable que ayude a evitar un desgarro o una **episiotomía**.

95 / 100

LA PAREJA

Evidentemente, al igual que en el embarazo y el parto, durante el posparto la labor de la pareja es también muy importante, principalmente durante las primeras semanas en casa.

En el hospital todo suele estar bajo control, pero una vez se llega a casa empieza de verdad el desafío. Sin duda, los dos sabrán cómo apañárselas, o aprenderán a hacerlo, pero en ciertos aspectos la mujer parte con algunas desventajas, primero porque físicamente no está al cien por cien, y segundo porque, si decide darle el pecho, está mucho más atada al bebé que la pareja, con lo que su libertad de movimientos se ve un poco comprometida. Por tanto, es muy importante que la mujer sienta la presencia de su pareja en todo momento, que está ahí para afrontar entre los dos cualquier cosa que surja y para repartirse otras actividades menos relacionadas con el bebé, como ciertas labores del hogar, hacer la compra, etc.

Por eso, si la economía lo permite, resulta recomendable que la pareja pueda estar más tiempo en casa, más allá de los trece días de la baja de paternidad, cogiéndose un tiempo extra de vacaciones o trabajando sólo media jornada, por ejemplo. Sin duda, esto aportará más estabilidad y tranquilidad a una época repleta de novedades e inquietudes, puesto que cuatro manos pueden más que dos, aparte del apoyo emocional que se pueden dar el uno al otro. Si una reducción de jornada o tomarse unas vacaciones extra no es posible, igualmente será necesario procurar pasar el máximo tiempo posible en casa. Una buena opción es trabajar desde el hogar, pero, si esto tampoco es viable, al menos habrá que intentar evitar al máximo las horas extras, las reuniones fuera del trabajo o los viajes de negocios a otras ciudades o países, por no hablar de la cerveza con los colegas al salir del trabajo o la visita al gimnasio antes de pasar por casa. Ya habrá tiempo para retomar todas estas costumbres y actividades. Ahora, ¡fuera de la agenda! Con el tiempo ya se irá viendo cuáles se pueden retomar y cuándo.

Nadie sabe lo dura que resulta la crianza de un bebé, al menos durante los primeros meses, hasta que se enfrenta a ello. Por eso es mejor pasarse que no llegar. Con los dos en casa todo va a estar más controlado. La madre se podrá ocupar de alimentar al bebé, por ejemplo, mientras ambos se van combinando el resto de cuidados (cambiarle el pañal, bañarlo, curarle el ombligo, etc.) con otras tareas necesarias en el hogar (hacer la comida, lavar la ropa, planchar, etc.). Así los dos van cambiando de tareas y nada se hace estresante, como podría pasar, por ejemplo, si toda la carga del cuidado del bebé cayera únicamente sobre la madre y todas las tareas del hogar sobre la pareja.

Otro aspecto que deberá cuidar mucho la pareja es el estado emocional de la madre. Aunque las novedades, la incertidumbre, los **miedos**, etc. pueden afectar a ambos por igual, normalmente hay ciertas circunstancias adversas en la mujer que la hacen más vulnerable. El cansancio del parto, las noches sin dormir, un **puerperio** incómodo, problemas con la lactancia materna, sentimientos encontrados respecto al bebé (véase el capítulo "**Amor/odio**"), etc. pueden hacer mella en el estado emocional de la madre. De ahí la importancia de que la pareja esté siempre cerca, para compartir esas emociones de su mujer, para calmarla y animarla en los momentos difíciles, para quitarle hierro a la situación y ayudarla a ver las cosas con otra perspectiva. Exactamente lo mismo que hará ella si el que se encuentra bajo de ánimos es la pareja, pues también suele ocurrir. Si los problemas persisten o se agravan, como por ejemplo si la madre sufre tristeza posparto (véase el capítulo "*Baby blues*") o la pareja siente un miedo profundo a la paternidad, será necesario acudir a un profesional.

Después del parto, también es importante que la pareja pueda expresar y compartir sus sentimientos con otras personas de su confianza, o apoyarse en su familia (sin ser absorbido), para pasar a desempeñar la función de padre y descubrir nuevas facetas de su compañera como madre.

96 / 100

SEXO

El saber popular marca el final del descanso sexual a partir de la sexta semana tras el parto, la famosa *cuarentena*. Pero no es una regla que se haya que seguir a rajatabla, ya que si a las dos o tres semanas la mujer se encuentra bien físicamente, le apetece y el médico no lo desaconseja, ya se podrán reactivar las relaciones sexuales. En general, se recomienda reanudar la actividad sexual cuando la mujer se encuentre física y emocionalmente preparada para ello. Hasta llegar a este estado, pues, pueden pasar entre dos y seis semanas, pero también entre dos y seis meses, o más tiempo aún. Cada mujer se recupera a su ritmo y debe respetarse al máximo.

De entrada, hacer el amor no suele aparecer en la lista de prioridades de la madre durante los primeros meses tras el parto. Por una parte, la idea no aparece como algo apetitoso, sino más bien doloroso. Durante el parto (principalmente si ha sido vaginal) se han forzado al máximo las posibilidades del perineo, con lo que la zona ha quedado bastante dolorida. Como doloridas pueden estar las mamas durante las primeras semanas de amamantamiento, poco receptivas, por tanto, a juegos eróticos. Por otro lado, las alteraciones propias de la crianza de un bebé la tienen extenuada.

Respecto a la recuperación física es muy recomendable practicar los **ejercicios de Kegel**, para así restablecer el tono muscular de la vagina.

La recuperación de la libido y la excitación sexual es algo muy complejo y personal. Durante el parto y el posparto se produce una gran secreción de **oxitocina** que, además de contraer el útero y liberar leche de las mamas, desempeña un importante papel en el establecimiento del vínculo y el cuidado del bebé. La oxitocina también es conocida como la *hormona del amor* y ejerce un papel fundamental en la excitación sexual y en los orgasmos.

En la etapa de la crianza, parte del deseo sexual de la mujer, su libido, se satisface a través de la relación amorosa con su bebé, en el contacto íntimo y en la satisfacción de sus necesidades. Pero por otro lado sigue necesitando protección, cariño, contacto físico, caricias, abrazos y masajes de su pareja. Sin embargo, lo que puede ocurrir es que la pareja confunda esta demanda de cariño con demanda de sexo, y sentirse rechazada al no ser así, con lo que a la vez puede provocar que la madre, al ver que no se interpretan correctamente sus demandas de cariño, deje de solicitarlas. Y así, la relación de pareja se va agriando poco a poco. Para evitar llegar a esta situación, es importante que la comunicación y la expresión de sentimientos permitan normalizar la relación entre ambos y armonizar la nueva familia.

Por otro lado, también sucede que algunas mujeres experimentan un auge de sus apetitos sexuales y disfrutan de una relación sexual más desinhibida que antes, con orgasmos incluso más intensos (probablemente por la acción de la oxitocina).

Al reanudar las prácticas sexuales, hay que tomárselo con calma. Ante todo hay que estar muy comunicativos, en especial la mujer, en el sentido de poder expresar en todo momento si hay algo que no le resulta agradable o que le produce dolor. Antes de empezar, y para despertar esa libido aletargada, resultará muy beneficioso para ambos un largo período preliminar, con algún masaje, caricias, besos. Toda esta parte ayuda a relajarse y a estimular la lubricación en los dos miembros de la pareja. Si no es posible lubricar de forma natural la vagina (los lubricantes naturales de la mujer tardan algún tiempo en volver a trabajar como antes del parto), se debe hacer de forma artificial, usando alguna de las múltiples cremas que ofrece el mercado, de venta en cualquier farmacia, parafarmacia o tienda de productos eróticos.

La pareja juega un rol muy importante en el momento de retomar las relaciones sexuales. Para facilitar el proceso debe ser muy comprensiva y paciente. No hay que forzar nunca la situación (forzar el deseo provocará más rechazo), ni pedir insistentemente un poco de atención en ese aspecto. Abrumarla no hará más que empeorar las cosas. El ritmo debe marcarlo la mujer y no se debe iniciar ninguna relación genital hasta que ella se sienta completamente preparada.

97 / 100

ANTICONCEPCIÓN

Métodos que evitan en mayor o menor medida la posibilidad de quedarse embarazada.

Tras el parto, y en cuanto la pareja esté preparada para reanudar la actividad sexual (previamente aprobada por el médico), si se desea espaciar la llegada de un nuevo hijo o no tener más, será necesario tomar una decisión sobre el método anticonceptivo que se va a usar.

Por un lado existen los métodos irreversibles, que aportan una gran fiabilidad a cambio de una intervención quirúrgica: la VASEC-TOMÍA en los hombres y la LIGADURA DE TROMPAS en las mujeres. En el primer caso, mediante el corte de los dos conductos deferentes se consigue que los espermatozoides producidos en el escroto no puedan llegar al líquido seminal. Se trata de una intervención sencilla, con anestesia local, y que no afecta en nada la sexualidad del hombre. La ligadura de trompas consiste en cortar la comunicación entre los ovarios y el útero. Para ello se bloquean (o atan) las trompas de Falopio.

Entre los métodos reversibles existe una amplia variedad, pero sin duda el más utilizado en el mundo es el dispositivo intrauterino, o DIU. Se trata de un pequeño producto sanitario que se coloca en el útero y evita que los espermatozoides fecunden el óvulo. Su inserción o extracción debe realizarla siempre un médico, normalmente un ginecólogo, y, aunque son necesarias algunas revisiones, su función se alarga hasta los cinco años. Se puede usar durante el período de lactancia.

Otros métodos, también reversibles, son los hormonales.

El IMPLANTE HORMONAL consiste en una varilla flexible de plástico, más pequeña que una cerilla, que se inserta bajo la piel del brazo de la mujer y que va liberando una hormona (progestágeno) para inhibir la fecundación. Una vez implantado tiene una duración de tres años.

El ANILLO es un anticonceptivo que se coloca en el interior de la vagina y que va liberando hormonas durante las tres semanas que hay que llevarlo puesto. A la cuarta semana (la de la menstruación) se debe quitar, y pasada ésta se vuelve a colocar otro durante tres semanas más. Es un método sencillo, cómodo y discreto, y es la misma mujer quien se lo puede introducir o extraer de la vagina.

Igual de efectivo es el PARCHE, que, al igual que una tirita, se pega en la piel (en el glúteo, abdomen, brazo, etc.) y va liberando hormonas durante una semana, pasada la cual hay que sustituirlo por otro. El ciclo de cambios de parche dura tres semanas, la cuarta semana (la de la menstruación) se descansa, y pasada ésta se vuelve a comenzar un nuevo ciclo. Ni el anillo ni el parche se aconsejan para madres lactantes, ya que contienen estrógenos, que inhiben la lactancia.

Otro método muy utilizado es la PÍLDORA ANTICONCEPTIVA, que también libera hormonas (diferentes según el tipo, incluso hay unas que no contienen estrógenos, indicadas para mujeres lactantes) y que se empieza a tomar el primer día de la menstruación y luego durante los próximos 21 o 22 días (una al día, con lo que aumenta el riesgo de olvido). Pasado este tiempo se descansa una semana (la de la menstruación).

Por otro lado, también están las INYECCIONES ANTICONCEPTIVAS, administración de forma mensual o trimestral de progestágeno de acción prolongada y que funcionan mejor que las píldoras anticonceptivas para evitar un embarazo.

Otras alternativas también muy populares son los métodos de barrera.

En primer lugar está el PRESERVATIVO, una funda de látex diseñada para cubrir el pene erecto del hombre y evitar la salida del esperma, y el PRESERVATIVO FEMENINO, una funda de plástico que se ajusta a la vagina de la mujer y que actúa de forma similar. Y exclusivamente para la mujer está el DIAFRAGMA, un capuchón flexible de forma circular que se coloca en el cuello del útero para impedir el paso de los espermatozoides (normalmente combinado también con una crema espermicida).

Durante los primeros 6 meses tras el parto también se puede practicar el método de la AMENORREA DE LA LACTANCIA (anticoncepción mediante la lactancia), que posee una eficacia entre el 98 y el 99% siempre y cuando se alimente al bebé exclusivamente con el pecho, con tomas frecuentes día y noche (menos de 6 horas entre tomas), y no se haya reiniciado el período menstrual.

En cualquier caso, antes de elegir cualquier método es importante consultarlo con el médico, que sabrá recomendar la mejor alternativa para cada caso en concreto.

98 / 100

AMOR/ODIO

Cuando nace un bebé, no todo es tan bonito y fantástico como se habrá podido ver en algunas películas o series, ni los bebés son tan guapos, ni tan pícaros, ni tan angelicales, ni tan sonrosados como los que aparecen en algunos anuncios. La realidad borra de un plumazo cualquier parecido con la ficción o cualquier imagen prediseñada que una madre pudiese tener en mente. Aunque estas idealizaciones tienen un fundamento sólido, pues los bebés a veces son así de fantásticos, no hay que olvidar que también tienen eccemas, irritaciones, lloran y se ponen enfermos, entre otras muchas cosas. Este cara a cara con la realidad puede coger desprevenidas a algunas mujeres, que en ciertos momentos, sumado al cansancio y a la falta de sueño de los primeros meses, pueden empezar a sentir cierta desilusión con su bebé.

Estos sentimientos se pueden incluso agravar si no se produce una buena adaptación y aceptación de los cambios que provoca tener un hijo. Sentir que ya no se tiene una vida propia, independiente y libre de hacer lo que se quiera cuando se quiera, perder horas de sueño y la paciencia calmando el llanto nocturno del bebé, sentir los pechos doloridos durante todo el día, dejar de quedar con las amistades como antes, mirarse en el espejo y ver una sombra de lo que se fue hace apenas un año, o apretarse el cinturón respecto a algunos gastos que ahora ya no se pueden permitir, por citar sólo los cambios más evidentes, puede llegar a generar sentimientos encontrados hacia el bebé. Por un lado, en cualquier momento puede surgir ese amor maternal a prueba de bombas que toda madre atesora, pero, a veces, aunque cueste reconocerlo, el sentimiento que puede aflorar es el del odio.

Si se produce esto último, si en ocasiones, pues, no se puede evitar sentir cierto odio hacia el bebé, no hay que asustarse de una misma, ni tampoco sentirse defraudada. Todos estos sentimientos encontrados y altibajos emocionales forman parte de un proceso de adaptación a la nueva realidad y de conocimiento del nuevo ser que habita en la casa.

Con el tiempo se irán estableciendo nuevos lazos afectivos con el bebé, y el control de las rutinas, por ejemplo, ayudará a invertir mejor los esfuerzos y a sufrir menos momentos de desesperación en que una se siente desbordada.

Compartir con personas de confianza los sentimientos ambivalentes, ponerlos sobre la mesa, encontrando un apoyo que sostenga a la madre, la ayudará a seguir adelante con la crianza de su bebé. Porque el hijo percibe tanto el estado emocional de la madre como la ausencia de afecto. Y para un desarrollo psicoemocional saludable el bebé necesita el sentimiento tierno para sentirse confiado (además de tener cubiertas las necesidades básicas de alimentación, aseo, sueño, etc.). Por lo tanto, si el sentimiento negativo en la madre es importante o tiene depresión, tendrá que buscar atención médica.

99 / 100

BABY BLUES
(O TRISTEZA PUERPERAL)

A pesar de la intensidad emocional o la alegría que en la mayoría de casos comporta tener un hijo, muchas madres sufren tristeza después de dar a luz. Se trata del *baby blues* o "tristeza puerperal", y se considera normal.

Su aparición se relaciona con la brusca caída hormonal, especialmente de la progesterona, y está potenciada por los retos que supone el nuevo rumbo que toma la vida con un recién nacido al que cuidar. También interfieren ciertos aspectos psicológicos estresantes, como las dudas de saber afrontar el reto que supone criar a un hijo, o estar a la altura de las exigencias sociales, de la pareja o incluso de la propia madre, que posiblemente valorarán su labor como madre primeriza. También ciertos aspectos físicos, como el cansancio debido a las pocas horas que se duerme por la noche y al mucho trabajo que hay que hacer por el día, o el dolor de los pechos congestionados más el de los **entuertos**, por citar sólo los más comunes, pueden ayudar a sumir a la madre en un período de tristeza que se refleja en estados de melancolía, inquietud, irritabilidad, pérdida de apetito, insomnio, crisis de llanto e incluso ansiedad. Por suerte, este período de tristeza es pasajero, y normalmente no suele durar mucho más que dos o tres semanas, desapareciendo sin necesidad de tratamiento.

Para intentar estar un poco mejor y mitigar la tristeza, es bueno forzarse a hacer algunas cosas. De entrada, es bueno quitarse la presión de encima repitiéndose continuamente que no existen las madres perfectas (o **supermamás**) y tener claro que al principio a todo el mundo le cuesta un poco acostumbrarse a la nueva vida y que eso es sólo pasajero, pura cuestión de tiempo. También es muy sano poder compartir las propias experiencias con otras madres (tras una clase de gimnasia posparto, o en una sesión de amamantamiento conjunta de grupos de apoyo a la lactancia materna), así una se da cuenta de que sus disgustos y alegrías son parecidos a los de otras madres, y entre todas es más fácil generar apoyo y comprensión, compartir ansiedades o los sentimientos ambivalentes. Si la casa se le cae encima, es bueno pedir ayuda a un familiar o a la pareja para que eche una mano en las tareas del hogar o para compartir y afrontar juntos algunos momentos difíciles. Esta ayuda extra (también se puede contratar a una cuidadora o canguro) también facilitará a la madre la opción de poder arreglarse un poco y salir a la calle a tomar el aire o quedar un rato con las amigas, tener un poco de tiempo para sí misma, vaya.

En ocasiones estos pequeños consejos ayudan a la madre a ir subiendo escalones y salir poco a poco del pozo de la tristeza. Si no se da el caso, y ésta persiste pasadas unas dos o tres semanas, no quedará otra que ponerse en manos de un profesional por si se trata de un trastorno mucho más grave llamado *depresión posparto*. Las terapias suelen combatir la depresión posparto con apoyo psicológico y antidepresivos, aunque también existen otras fórmulas, como la terapia lumínica, que ayudan a mitigar los síntomas de esta enfermedad. Cuanto más se prolongue la depresión, más se agrava, de modo que es muy importante actuar cuanto antes y ponerse rápidamente en manos de un profesional si una misma no se ve capaz de salir sola de ese túnel.

Normalmente, las mujeres más propensas a padecer depresión posparto son aquellas que anteriormente ya la padecieron (tras otro parto) o con un historial familiar de depresión. También puede afectar a aquellas mujeres que han tenido un embarazo o un parto muy complicado, o a aquellas cuyo bebé ha nacido con problemas de salud. Entre sus síntomas más evidentes se encuentran la gran irritabilidad ante cualquier circunstancia, sentimientos de impotencia y soledad, rechazo o pérdida de interés hacia el bebé y algunos desórdenes que afectan tanto la alimentación (falta preocupante de apetito seguida, o alternada, por un hambre voraz) como el sueño (imposibilidad de dormir por las noches frente a un deseo irrefrenable de querer pasarse todo el día durmiendo), entre muchos otros.

100 / 100

EL APEGO

Afecto o cariño hacia alguien, en este caso el que siente un bebé en relación con su madre, y viceversa.

Inmediatamente después del parto es el momento óptimo para que se establezca el vínculo afectivo maternofilial, ya que la madre se encuentra en un estado psicoafectivo particular y los bebés suelen estar muy despiertos y activos, en el denominado *período sensible*. Este vínculo se facilita gracias al contacto piel con piel y a las miradas que se comparten al dar el pecho (en cuanto nace, el bebé se arrastra guiado por su instinto hacia el pezón y contacta muy íntimamente con su madre).

Al dar a luz, la madre ha colmado su deseo de tener un hijo, por lo que se siente profundamente satisfecha. Y, al poder abrazar y contemplar a su hijo real, se induce en ella un profundo sentimiento de ternura y admiración, junto con el deseo de cuidarlo con amor, de criarlo. Sin embargo, hay que tener en cuenta que estos sentimientos de amor hacia el hijo no siempre son instantáneos, y que en muchos casos se establecen a lo largo de las dos primeras semanas.

Allan N. Schore describió la regulación interactiva del afecto entre madre e hijo, en lo que se conoce como *dinámica del apego*. En el segundo mes de vida el bebé establece mensajes visuales, capta los gestos corporales y oye los arrullos de la madre, que le generan bienestar, lo que expresa a través de la sonrisa. Por su parte, la madre le devuelve mensajes cargados de afecto, entrando ambos en un intercambio de miradas, vocalizaciones y movimientos en sincronía afectiva.

La madre sensible sabe apreciar las expresiones y el estado interno del bebé, de modo que los puede regular en beneficio de su hijo. Evidentemente, esta conexión afectiva sufre rupturas (la madre se aleja de la cuna para ir un momento a la cocina y el bebé llora) y reparaciones (la madre regresa y lo consuela). La pérdida de sintonía, pues, genera tensión, displacer en el bebé, pero dependiendo de la sensibilidad materna se recupera la conexión, con lo que el bebé vuelve a experimentar un afecto positivo. Esta alternancia entre placer-displacer, afectos positivos-negativos, es lo que permite al niño aprender a tolerar el afecto negativo (la separación de la madre, por ejemplo) y a mejorar su capacidad de resiliencia (capacidad de asumir con flexibilidad situaciones límite y sobreponerse a ellas), que surge, precisamente, de este contexto interactivo en el que el niño y su madre hacen juntos la transición del afecto positivo al negativo y nuevamente al positivo. Esta sincronía del afecto entre madre e hijo y la reparación interactiva de los estados de displacer del bebé por parte de la madre son los componentes básicos del apego y sus emociones asociadas.

Aquella madre (u otro cuidador principal, como el padre) que, de forma oportuna y efectiva, sea capaz de detectar y responder a las señales del bebé teniendo en cuenta las posibilidades de interacción del niño según su **temperamento**, activará positivamente los centros cerebrales que regulan su conducta, sobre todo en relación con las emociones. Por tanto, una hiperestimulación que no respete los períodos de desconexión del bebé (éste necesita descansar pero la madre lo interrumpe con monerías y lo excita de nuevo, sin respetar dicha necesidad) o una hipoestimulación (un bebé pasivo que demanda muy poca atención y cuyos padres no se ocupan de cogerlo en brazos, ni hablarle, etc.) son inadecuados. Es crucial que la madre controle y regule su propio afecto, en especial el negativo. Pero lo más importante es que maximice los estados afectivos positivos.

La conducta de la futura persona en que se convertirá cada bebé está determinada, en gran medida, por su carga genética, pero aun así los factores ambientales prenatales y posnatales son esenciales en su desarrollo temprano. Las relaciones emocionales de apego entre madre e hijo afectan de forma directa la interacción entre lo genético y lo ambiental, y en el futuro serán la base de la confianza básica del bebé en la vida, en sí mismo y en los demás, de su capacidad de empatizar y de su desarrollo moral.